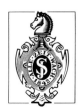

G. Benad · R. Hofmockel (Hrsg.)

50 Jahre Muskelrelaxanzien

Mit 41 Abbildungen und 14 Tabellen

Springer-Verlag
Berlin Heidelberg New York London Paris Tokyo
Hong Kong Barcelona Budapest

Prof. Dr. med. G. Benad
Klinik und Poliklinik für Anästhesiologie und Intensivtherapie
Universität Rostock
Schillingallee 35
O-2500 Rostock

Dr. med. R. Hofmockel
(Adr. wie oben)

ISBN 3-540-55826-8 Springer-Verlag Berlin Heidelberg New York

Die Deutsche Bibliothek – CIP-Einheitsaufnahme
50 Jahre Muskelrelaxanzien : mit 14 Tabellen / G. Benad ; R. Hofmockel (Hrsg.). –
Berlin ; Heidelberg ; New York ; London ; Paris ; Tokyo ; Hong Kong ;
Barcelona ; Budapest : Springer, 1992
ISBN 3-540-55826-8
NE: Benad, Gottfried [Hrsg.]; Fünfzig Jahre Muskelrelaxanzien
WG: 33   DBN 92.114113.0   92.08.10
7969   JS

© Springer-Verlag, Berlin Heidelberg New York 1992
Printed in Germany

Dieses Werk ist urheberrechtlich geschützt. Die dadurch begründeten Rechte, insbesondere die der Übersetzung, des Nachdrucks, des Vortrags, der Entnahme von Abbildungen und Tabellen, der Funksendung, der Mikroverfilmung oder der Vervielfältigung auf anderen Wegen und der Speicherung in Datenverarbeitungsanlagen, bleiben, auch bei nur auszugsweiser Verwertung, vorbehalten. Eine Vervielfältigung dieses Werkes oder von Teilen dieses Werkes ist auch im Einzelfall nur in den Grenzen der gesetzlichen Bestimmungen des Urheberrechtsgesetzes der Bundesrepublik Deutschland vom 9. September 1965 in der jeweils geltenden Fassung zulässig. Sie ist grundsätzlich vergütungspflichtig. Zuwiderhandlungen unterliegen den Strafbestimmungen des Urheberrechtsgesetzes.

Die Wiedergabe von Gebrauchsnamen, Handelsnamen, Warenbezeichnungen usw. in diesem Werk berechtigt auch ohne besondere Kennzeichnung nicht zu der Annahme, daß solche Namen im Sinne der Warenzeichen- und Markenschutz-Gesetzgebung als frei zu betrachten wären und daher von jedermann benutzt werden dürften.

Produkthaftung: Für Angaben über Dosierungsanweisungen und Applikationsformen kann vom Verlag keine Gewähr übernommen werden. Derartige Angaben müssen vom jeweiligen Anwender im Einzelfall anhand anderer Literaturstellen auf ihre Richtigkeit überprüft werden.

Satz, Druck und Einband: Graphischer Betrieb Konrad Triltsch, Würzburg
2119/3130-543210 – Gedruckt auf säurefreiem Papier

Vorwort

Am 23. Januar 1942 führten die kanadischen Anästhesisten Harold Griffith und Enid Johnson die Muskelrelaxanzien in die moderne Anästhesiologie ein. Der 50. Jahrestag dieses Ereignisses war der Hauptanlaß für das Zusammentreffen einer Reihe national und international anerkannter Wissenschaftler aus den Fachgebieten Pharmakologie und Anästhesiologie in Rostock, wo man sich an der Universitätsklinik für Anästhesiologie und Intensivtherapie seit einigen Jahren mit der Muskelrelaxanzienforschung beschäftigt.

Unter der wissenschaftlichen Leitung von W. Buzello (Köln) und G. Benad (Rostock) hörten die Teilnehmer dieser Jubiläumsveranstaltung im März 1992 zunächst einen Beitrag von O. Mayrhofer (Wien) zur Geschichte der Muskelrelaxanzien. Es folgten Fachvorträge von F. F. Foldes (New York) über die Bestimmung des Wirkungsmechanismus der Muskelrelaxanzien mit pharmakologischen Methoden und von F. Dreyer (Gießen) über die postsynaptischen cholinergen Rezeptoren der Endplatte. P. Lauven (Bonn) gab einen Überblick über die Pharmakokinetik der nichtdepolarisierenden Muskelrelaxanzien; R. Hofmockel (Rostock) referierte über das Monitoring der neuromuskulären Blockade; N. Krieg (Frankfurt am Main) schilderte die klinische Anwendung der Muskelrelaxanzien, und Birgit Pohl (Rostock) legte die Besonderheiten der Anwendung dieser Pharmaka in der Kinderanästhesie dar. Von Agnes-Dorothee Krüger (Rostock) war Neues über die Wirkung der Muskelrelaxanzien auf das Herz-Kreislauf-System zu erfahren, während H. G. Kress (Würzburg) die Probleme der Anwendung von Muskelrelaxanzien bei Leber- und Nierenerkrankungen und C. Diefenbach (Köln) die Besonderheiten ihrer Anwendung bei neuromuskulären Erkrankungen erörterte.

Dem Symposium war eine Feierstunde anläßlich des 60. Geburtstags von G. Benad vorausgegangen; im weiteren Verlauf wurde dem Pionier der Muskelrelaxanzienforschung, F. F. Foldes (New York), bei einem akademischen Festakt die Ehrendoktorwürde der Medizinischen Fakultät der Universität Rostock verliehen.

Die Tagung wurde von folgenden Firmen unterstützt: Abbott GmbH (Wiesbaden), Astra Chemicals GmbH (Wedel), Bayer AG (Leverkusen), G. Braun GmbH (Melsungen), Deutsche Wellcome GmbH (Burgwedel), Dräger AG (Lübeck), Hoffmann La Roche AG (Grenzach-Wyhlen), Hoyer Medizintechnik (Bremen), ICI Pharma (Heidelberg), Janssen GmbH (Neuss), Organon Technika (Eppelheim) und Pall Biomedizin (Dreieich).

Die Veranstalter des Symposiums danken den genannten Firmen ebenso wie dem Springer-Verlag, der die Drucklegung der Vorträge in kürzester Zeit ermöglichte.

Rostock, im Juli 1992 *G. Benad*
R. Hofmockel

Inhaltsverzeichnis

Vorwort V

Zur Geschichte der Muskelrelaxanzien
O. Mayrhofer 1

Determination of the Sites and Mechanisms of Action
of Neuromuscular Blocking Agents
F. F. Foldes 7

Postsynaptische cholinerge Rezeptoren der motorischen Endplatte
F. Dreyer 21

Pharmakokinetik nichtdepolarisierender Muskelrelaxanzien
B. J. Ebeling, P. M. Lauven 30

Monitoring der neuromuskulären Blockade
R. Hofmockel, G. Benad 36

Anwendung von kompetitiven Muskelrelaxanzien
N. Krieg, R. Hofmockel 47

Muskelrelaxanzien in der Kinderanästhesie
B. Pohl 57

Wirkungen von Muskelrelaxanzien auf das Herz-Kreislauf-System
A.-D. Krüger 70

Muskelrelaxanzien bei Leber- und Nierenerkrankungen
H. G. Kress 84

Muskelrelaxanzien bei neuromuskulären Erkrankungen
C. Diefenbach, W. Buzello 95

Sachverzeichnis 104

Autorenverzeichnis

Benad, G., Prof. Dr., Klinik für Anästhesiologie und Intensivtherapie, Universität Rostock, Schillingallee 35, O-2500 Rostock

Buzello, W., Prof. Dr., Institut für Anästhesiologie, Univ.-Kliniken, Josef-Stelzmann-Str. 9, 5000 Köln 41

Diefenbach, C., Dr., Institut für Anästhesiologie, Univ.-Kliniken, Josef-Stelzmann-Str. 9, 5000 Köln 41

Dreyer, F., Prof. Dr., Rudolf-Buchheim-Institut für Pharmakologie, Justus-Liebig-Univ., Frankfurter Str. 107, 6300 Gießen

Ebeling, B. J., Priv.-Doz. Dr. Dr., Institut für Anästhesiologie der Rheinischen Friedrich-Wilhelms-Universität Bonn, Sigmund-Freud-Str. 25, 5300 Bonn 1

Foldes, F. F., Prof., M. D., 823 Long Hill Road, Briarcliff Manor/NY 10510, USA

Hofmockel, R., Dr., Klinik für Anästhesiologie und Intensivtherapie, Universität Rostock, Schillingallee 35, O-2500 Rostock

Kress, H. G., Priv.-Doz. Dr., Institut für Anästhesiologie, Univ.-Kliniken, Joseph-Schneider-Str. 2, 8700 Würzburg

Krieg, N., Priv.-Doz. Dr., Orthopädische Univ.-Klinik Friedrichsheim, Marienburgstr. 2, 6000 Frankfurt am Main

Krüger, Agnes-D., Dr., Klinik für Anästhesiologie und Intensivtherapie, Universität Rostock, Schillingallee 35, O-2500 Rostock

Lauven, P. M., Prof. Dr. Dr., Institut für Anästhesiologie der Rheinischen Friedrich-Wilhelms-Universität Bonn, Sigmund-Freud-Str. 25, 5300 Bonn 1

Mayrhofer, O., Prof. Dr. Dr. h. c. mult., Germergasse 27/9, A-2500 Baden

Pohl, Birgit, Dr., Klinik für Anästhesiologie und Intensivtherapie, Universität Rostock, Schillingallee 35, O-2500 Rostock

Zur Geschichte der Muskelrelaxanzien

O. Mayrhofer

Keine Entdeckung seit der des Äthers, Stickoxiduls und Kokains hat die klinische Narkosepraxis so nachhaltig beeinflußt wie die Einführung der Muskelrelaxanzien. Darüber hinaus gibt es für den Anästhesisten kaum eine andere Stoffgruppe mit derart selektiver und verläßlicher Wirkung. Der Operateur von heute kann sich ja kaum mehr vorstellen, daß die Chirurgengeneration unserer Väter noch mit herausgepreßten Eingeweiden zu kämpfen hatte und daß so manche Operation mangels entsprechender Muskelentspannung nur ein recht unbefriedigendes Ergebnis brachte.

Die frühe Geschichte des Curare liegt für uns völlig im Dunkeln. Sicher ist jedoch, daß manche südamerikanischen Indianerstämme vergiftete Pfeile bereits in Verwendung hatten, als die spanischen Konquistadoren den Kontinent eroberten. Den ersten – wenn auch indirekten – Bericht darüber verdanken wir dem 1457 in Arona, südlich des Lago Maggiore, geborenen Scholaren Pietro Martire d'Anghiera [1], der als Priester und Höfling am spanischen Königshof in einem 1516 publizierten Werk erste Ergebnisse der Entdeckungen des Kolumbus und der Eroberungszüge der spanischen Kolonialherren zusammenfaßte. D'Anghiera [1] beschreibt zwar nicht die Pflanze, aus der das Pfeilgift destilliert wird, jedoch ist aus der Schilderung der Wirkung zu entnehmen, daß eine lähmende Substanz zumindest beteiligt gewesen sein muß.

Direkte Erwähnung fand das geheimnisumwitterte Pfeilgift erstmals in einer Reisebeschreibung von Sir Walter Raleigh [30], und zwar in seinem 1596 erschienenen Buch *Discovery of the Large, Rich and Beautiful Empire of Guyana*. Der erste europäische Augenzeuge der Zubereitung des Pfeilgiftes der Eingeborenen von Britisch-Guayana war mit größter Wahrscheinlichkeit der deutsche Entdeckungsreisende Alexander von Humboldt [23] zu Beginn des 19. Jahrhunderts. Er vermutete, daß es sich dabei um ein Dekokt verschiedener Pflanzen aus der Strychnos-Familie handelte, eine Annahme, die Robert Schomburg [31] etwa 40 Jahre später bestätigte. Schomburgk [31] beschrieb auch die Pflanze, aus der das Gift extrahiert wurde, nämlich Strychnos toxifera, die die Indianer Britisch-Guayanas als „Urariye", „Uiraery" oder so ähnlich bezeichneten. Vielleicht besteht hier auch ein sprachlicher Zusammenhang mit dem indianischen Wort für Vogel, nämlich „Uira", oder dem Wort für töten, nämlich „eor". Mit den zumeist von Blasrohren aus geschossenen, vergifteten Pfeilen konnten Vögel im Flug gelähmt werden und starben dann innerhalb von 5 Minuten. In allen Berichten wird dem Erstaunen darüber Ausdruck verliehen, daß die so erlegten Tiere völlig gefahrlos verzehrt werden konnten.

Sir Benjamin Collins Brodie (1783–1862) [11] war der erste, der 1811 auf die atemmuskellähmende Wirkung des indianischen Pfeilgiftes hinwies, und Charles Waterton (1783–1865) [33] beschrieb 1825 Experimente an Eseln, bei denen es ihm gelang, die Tiere mittels Blasebalg und Tracheostomie so lange am Leben zu erhalten, bis die Curarewirkung wieder abgeklungen war.

Der Beginn der wissenschaftlichen Aufklärung des Wirkungsmechanismus von Curare geht auf die klassischen Versuche von Claude Bernard (1811–1878) [5, 6] in Paris zurück. Er konnte bekanntlich zeigen, daß die Injektion von Curare in den Lymphsack des Frosches das Tier paralysierte, obwohl sowohl die Leitfähigkeit des Nerven als auch die direkte Erregbarkeit der Muskulatur erhalten geblieben waren. Dies führte zum Konzept der Blockade der neuromuskulären Erregungsübertragung und in späterer Folge zur Entdeckung der neuromuskulären Endplatte selbst.

Aus der 2. Hälfte des 19. und den ersten 3 Dekaden des 20. Jahrhunderts gibt es nur sehr sporadische Berichte über klinische oder experimentelle Anwendungen von Curare. Der deutsche Pharmakologe Rudolf Böhm [10] isolierte 1897 mehrere hochwirksame Extrakte aus der Rohsubstanz und schuf die klassische Grobeinteilung zwischen Tuben-, Topf- und Kalebassencurare, je nach dem Gefäß, in dem die Rohsubstanz aufbewahrt worden war. Nach Atkinson, Rushman u. Lee [2] soll Curare 1862 von Chisholm [14] während des amerikanischen Bürgerkrieges und von Demme 1872 [18] zur Behandlung des Wundstarrkrampfes verwendet worden sein. Erste Versuche, kleine Dosen von Curare zur Verbesserung der Muskelentspannung unter Äthernarkose zu verabreichen, hat der Leipziger Chirurg Arthur Läwen (1876–1958) [25] in den Jahren 1911 und 1912 unternommen und beschrieben. Nach seinen Angaben stand ihm „Curarin", das Rudolf Böhm [10] aus Rohcurare extrahiert hatte, in 2%iger Lösung zur s.c.- und i.m.-Injektion zur Verfügung. Er bezweckte keine komplette Muskelparalyse, zumal er ja auch kein Beatmungsgerät zur Hand hatte. Die verabreichte Höchstdosis war zunächst 0,8 mg Curarin, doch steigerte er sie später auf etwa die 10fache Menge. Mangels an Substanz konnte Läwen [25] seine Untersuchungen nicht fortsetzen und auch nicht die ihm notwendig erscheinende höhere Routinedosis ermitteln. Als Schüler des Pioniers der Lokalanästhesie Heinrich Braun ging er darauf über, diese mit der Allgemeinnarkose zu kombinieren und erreichte – speziell mit der Extraduralanästhesie – eine sehr zufriedenstellende Muskelentspannung für abdominelle Eingriffe. Läwen, später Ordinarius für Chirurgie in Marburg und in Königsberg, starb 1958 im Alter von 82 Jahren, erlebte also noch den Siegeszug des Curare im Gefolge der modernen Anästhesiologie.

Eine neue Ära der Curareforschung, die in weiterer Folge zur klinischen Routineanwendung führte, leitete die Reindarstellung und Aufklärung der chemischen Struktur des d-Tubocurarins durch King [24] in London 1935 ein. Dieses isolierte Reinalkaloid wurde schon wenige Monate später von West [34] in England zur Tetanustherapie verwendet. 1939–1941 milderten Gray [10] und Bennett [3] die Krämpfe bei der Cardiazolschocktherapie mittels Curare und bald darauf wurde es auch beim Elektroschock eingesetzt.

Der 23. Januar 1942 schließlich war der Tag, an dem bewußt und gezielt ein nach Einheiten („head drop units") standardisiertes Tubocurarinpräparat namens „Intocostrin" im Rahmen einer Narkose am Menschen von Harold Griffith und Enid Johnson [21] in Montreal zum Einsatz gebracht wurde. Dieses Datum sollte sich jeder Anästhesist ebenso merken wie den 16. Oktober 1946, weil es einen echten Meilenstein in der Geschichte unseres Faches darstellt. Harold Griffith, der von 1955 bis 1960 der erste Präsident des Weltbundes der Anästhesiegesellschaften war und 1985 im Alter von 91 Jahren starb, wurde kürzlich durch die Herausgabe einer Sondermarke in Kanada geehrt. Weitere Pioniere der frühen klinischen Curareanwendung waren Stuart Cullen [16] in den USA sowie Cecil Gray und John Halton [20] in Großbritannien.

Da es von vornherein klar war, daß der zu erwartende enorme Bedarf an Tubocurarin durch den begrenzten Bestand an pflanzlichem Rohstoff nicht gedeckt werden konnte, bemühte man sich schon sehr frühzeitig, synthetische Relaxanzien herzustellen. Als erstes klinisch brauchbares Relaxans dieser Art erwies sich Gallamin („Flaxedil"), dessen Synthese und pharmakologischen Eigenschaften Bovet et al. [9] schon 1947 beschrieben. Diese Forscher hatten als erste erkannt, daß quaternäre Ammoniumbasen von bestimmter Molekülgröße und einem dem Tubocurarinmolekül entsprechenden Abstand dieser Ammoniumbasen voneinander von Bedeutung für die neuromuskuläre Blockade zu sein schienen. Zwei Jahre später – Daniel Bovet [8] war inzwischen von Paris nach Rom übergesiedelt – publizierte er die erste Arbeit über Succinylcholin, das dann weitere zwei Jahre später (1951) von Brücke [13], Mayrhofer [26, 27] und von Dardel [17] in die klinische Praxis eingeführt wurde.

Wir hatten damals im Winter 1950/51 vom Wiener Pharmakologischen Institut Versuchsmengen von 3 in Linz synthetisierten Substanzen erhalten, die im Tierversuch an Hunden und Katzen kurzwirkende muskelrelaxierende Wirkungen gezeigt hatten. Es handelte sich dabei um den Bis-Cholinester der Adipinsäure und dessen Bis-Monoäthylderivat, sowie um den Bis-Cholinester der Bernsteinsäure, alle in der wasserlöslichen Chloridform als 2%ige Lösung.

Vor der Anwendung dieser neuen Substanzen am narkotisierten Patienten beschlossen wir, diese in einer Reihe von Selbstversuchen auf ihre Brauchbarkeit und den Dosierungsrahmen zu testen. Wir waren 3 gesunde Kollegen im Alter zwischen 28 und 31 Jahren, die alternierend als Versuchspersonen dienten, während jeweils die beiden anderen die Vitalfunktionen registrierten, für Atemunterstützung mittels Maske sorgten und die Protokolle führten.

Der Bis-Cholinester der Adipinsäure erwies sich zwar als kurzwirkendes Relaxans, zeigte aber ausgeprägte nikotinartige Nebenwirkungen, wie Blässe, Tachykardie und Blutdruckanstieg. Sein Bis-Monoäthylderivat war, im Gegensatz zum Hund, beim Menschen auch in weitaus höheren Dosen nicht relaxierend wirksam. Hingegen erwies sich der Bis-Cholinester der Bernsteinsäure, also das Succinylcholin, als fast nebenwirkungsfreies, verläßliches Muskelrelaxans ohne Kumulationseffekt. Lassen Sie mich kurz ein paar Passagen aus unserer damaligen Originalpublikation (1951) [27] zitieren:

Als Resultat der Selbstversuche kann man sagen, daß beim Menschen auch die doppelte atemlähmende Dosis keine Nebenwirkungen hat. Sämtliche EKG waren in allen Ableitungen normal, Pulsfrequenz und Blutdruck schwankten nur in minimalen Grenzen. Subjektiv unangenehm war eigentlich nur das prodromale Muskelreizstadium, das besonders bei höheren Dosen und rascher Injektion ziemlich ausgeprägt war. Bei rascher Injektion einer komplett atemlähmenden Dosis (ca. 200 mg/kg) traten genau 30 Sekunden später muskuläre Zuckungen zuerst im Gesicht, dann an den Extremitäten und schließlich am Rumpf auf, die an den größeren Muskeln die Form von schmerzhaften Krämpfen annahmen, insgesamt ca. 5–10 Sekunden dauerten und schließlich in der gleichen Reihenfolge in das Lähmungsstadium übergingen. Die komplette Lähmung dauerte im allgemeinen zwischen 30 und 60 Sekunden, die für abdominelle Eingriffe erforderlich scheinende Entspannung um ca. 50–100 % länger. Die Verdoppelung der einfach atemlähmenden Dosis verlängerte die Erschlaffungswirkung nur unwesentlich. Noch höhere Dosen wurden wegen der bei vollem Bewußtsein doch recht schmerzhaften prodromalen Muskelkrämpfe nicht verabreicht.

Etwa zur gleichen Zeit hatte sich das von Organe [28] in London (1949) erstmals klinisch angewandte Decamethonium bereits als Relaxans praktisch bewährt. Ebenso wie Bovet [7], sowie Paton u. Zaimis [29] in London hatte auch der Wiener Pharmakologe Franz Brücke [12] erkannt, daß manche der neuen synthetischen Relaxanzien einen zwar ähnlichen, aber nicht identischen Wirkungsmechanismus an der neuromuskulären Endplatte aufwiesen. Bovet [7] machte molekülstrukturelle Unterschiede dafür verantwortlich. Er schuf die Differenzierung zwischen „Leptocurare" und „Pachycurare", also zwischen „schlanken" und „dicken" Molekülen mit curareartiger Wirksamkeit. Brücke [12] sprach von „kompetitivem" und „nichtkompetitivem" Block, und Paton [29] schließlich traf die noch heute im wesentlichen gültige Einteilung zwischen depolarisierenden und nichtdepolarisierenden Relaxanzien.

In der Folge konzentrierte sich das Interesse mehr auf Relaxanzien vom nichtdepolarisierenden Wirkungstyp mit möglichst kurzer Wirkungsdauer. So konnte z.B. aus Calebassencurare bzw. Strychnos toxifera 1958 das C-Toxiferin I isoliert werden (Berlage et al. [4]), und als Weiterentwicklung dieser Substanz entstand das synthetische Diallylnortoxiferin (Alcuronium), welches von Peter Waser [32] in Zürich pharmakologisch untersucht und von Werner Hügin [22] in Basel 1961 in die klinische Praxis eingeführt wurde.

Auf die Entwicklung während der letzten 25 Jahre möchte ich ganz bewußt nicht mehr im Detail eingehen, einerseits weil dies meinen Zeitrahmen sprengen würde, andererseits weil es nicht mehr Geschichte, sondern schon „Neuzeit" ist. Sie wurde durch die Entdeckung der Relaxanzien aus der Steroidreihe eingeleitet, beginnend mit Pancuronium, das 1964 synthetisiert und 1966 von Crul [15] u.a. in die klinische Praxis eingeführt wurde. Dem Ziel, das man sich damals gesteckt hatte, nämlich ein kurz wirkendes, sicher reversibles, nichtdepolarisierendes Relaxans zu entwickeln, ist man ja inzwischen schon recht nahe gekommen, wenngleich man allerdings das „ideale" Mittel bisher doch noch nicht gefunden zu haben scheint.

Literatur

1. d'Angiera PM (1516) De Rebus Oceanicis et Novo Orbe. – Zit. in Faulconer A jr., Keys TE (1965) Foundations of anesthesiology. Thomas, Springfield, Ill
2. Atkinson RS, Rushman GB, Lee JA (1987) A synopsis of anaesthesia, 10th ed. Wright, Bristol
3. Bennett AE (1940) Preventing traumatic complications in convulsive shock therapy by Curare. J Am Med Assoc 114:322–324
4. Berlage F, Bernauer W, von Philipsborb W, Waser P, Schmid H, Karrer P (1959) Notiz zur Synthese des C-Toxiferins I aus Wieland-Gumlich-Aldehyd. Helv Chim Acta 42:394–397
5. Bernard C (1851) Leçon sur les effets de substances toxiques et médicamenteuses. Baillière, Paris
6. Bernard C (1964) Études physiologiques sur quelques poisons américains. Rev Deux Mondes 53:164–190
7. Bovet D (1951) Some aspects of the relationship between chemical structure and curare-like activity. Ann N Y Acad Sci 54:407–410
8. Bovet D, Bovet-Nitti F, Guarino S, Longo VG, Marotta M (1949) Proprietá farmacidinamiche di alcuni derivati della succinolcolina dotati di azione curarica. Rend Ist Sup San 12:106–110
9. Bovet D, Depierre F, Lestrange Y de (1947) Propriétés curarisantes des éthers phénoliques à fonctions ammonium quaternaire. Compt Rend Acad Sci 225:74–76
10. Böhm R (1897) zit. bei Läwen [25]
11. Brodie BC (1811) Experiments and observations on the different modes in which death is produced by certain vegetable poisons. Philos Trans R Soc Lond, Part I:178–208
12. Brücke F (1955) zit. bei Paton [29]
13. Brücke H, Ginzel KH, Klupp H, Pfaffenschlager F, Werner G (1951) Bischolinester von Dicarbonsäuren als Muskelrelaxantien in der Narkose. Wien Klin Wochenschr 63:464–467
14. Chisholm GA (1862) zit. bei Atkinson [2], p 256
15. Crul JF (1968) Studies on new steroid relaxants. Proc. Forth World Congress of Anaesthesiologists, London 1968. Ed. Excerpta Medica
16. Cullen SC (1943) The use of curare for the improvement of abdominal muscle relaxation during inhalation anesthesia. Surgery 14:261–264
17. Dardel O v, Thesleff S (1952) Clinical experience with succinylcholine iodide. A new muscle relaxant. Curr Res Anesth Analg 31:250–252
18. Demme H (1872) zit. bei Atkinson et al. [2], p 256
19. Gray RW, Spradling FL, Fachner AH (1941) The use of curare in modifying metrazol therapy. Psychiatr Quart 15:159–162
20. Gray TC, Halton JA (1946) d-tubocurarine chloride in clinical anaesthesia. Proc R Soc Med Lond 39:400–404
21. Griffith HR, Johnson GE (1942) The use of curare in general anaesthesia. Anesthesiology 3:418–429
22. Hügin W, Kissling P (1961) Vorläufige Mitteilung über ein neues kurzwirkendes Relaxans vom depolarisationshindernden Typus. Schweiz Med Wochenschr 91:455–456
23. Humboldt A von (1804) zit. bei Bernard [6]
24. King H (1935) Curare alkaloids. Part I. Tubocurarine. J Chem Soc Lond 57:1381–1389
25. Läwen A (1912) Über die Verbindung der Lokalanaesthesie mit der Narkose, über hohe Extraduralanaesthesie und spidurale Injektionen bei tabischen Magenkrisen. Beitr Klin Chir 80:168–189
26. Mayrhofer O (1952) Self-experiments with succinylcholine chloride. A new ultra-short acting relaxant. Br Med J 1:1332–1335
27. Mayrhofer O, Hassfurther M (1951) Kurzwirkende Muskelerschlaffungsmittel. Selbstversuche und klinische Erprobung am narkotisierten Menschen. Wien Klin Wochenschr 63:885–889
28. Organe G (1949) Decamethonium iodide in anaesthesia. Lancet 256:773–774

29. Paton WDM (1956) Mode of action of neuromuscular blocking agents. Br J Anaesth 28:470–473
30. Raleigh W (1596) The discovery of the large, rich and beautiful empire of Guyana. Zit. bei Schomburgk [31]
31. Schomburgk R (1843) On the Urari, the arrow poison of the Indians of Guyana with a description of the plant from which it is extracted. Ann Mag Nat Hist (Lond) 7
32. Waser PG, Harbeck P (1962) Pharmakologie und klinische Anwendung des kurzdauernden Muskelrelaxans Diallyl-nor-Toxiferin. Anaesthesist 11:33–35
33. Waterton C (1825) Wanderings in South America. Ed. Nelson & Sons, London 1825. Zit in Symposium on Charles Waterton (1983) Br J Anaesth 55:221
34. West R (1936) The use of curare in the treatment of tetanus. Lancet 1:12ff. Zit bei Atkinson et al. [2], p 256

Determination of the Sites and Mechanisms of Action of Neuromuscular Blocking Agents

F. F. FOLDES

Neuromuscular Transmission

Spontaneous muscular activity and indirectly elicited contraction of muscle can both be prevented by pre- or postsynaptic inhibition of neuromuscular (NM) transmission or by inhibition of excitation–contraction coupling. Acetylcholine (ACh), the chemical mediator, plays an essential role in the transmission of the nerve impulse from the motor nerve terminal to the chemosensitive area of the muscle fiber membrane, referred to as the endplate (e.p.), and in the initiation of the postjunctional events which lead to the contraction of the muscle.

Acetylcholine Release. ACh is released from the motor nerve terminal in packages (synaptic vesicles) containing several thousand molecules, in close proximity to the nicotinic receptors of the e.p. ACh is continuously released from the resting nerve. Most of the resting release, however, consists of ACh dissolved in the axoplasm. Only 1% – 2% of the resting release is vesicular ACh [1]. These few vesicles released at rest cause small changes, called miniature endplate potentials, in the resting potential of the postjunctional membrane (p.j.m.). When a nerve impulse reaches the motor nerve terminal it causes the release of 5 – 10 times more vesicular ACh than necessary for the propagation of the nerve impulse [2]. The dissolved ACh plays no direct role in the transmission process; it is utilized, however, for the loading of the newly formed synaptic vesicles with ACh. In the ensuing discussion, unless otherwise specified, the term ACh will denote vesicular (quantal) ACh.

The following abbreviations will be used:
ACh – acetylcholine
AChE – acetylcholinesterase
Anti-ChE – acetylcholinesterase inhibitor
a.p. – action potential
4-AP – aminopyridine
B.W. – body weight
Ca-antagonist – Ca-channel blocking agent
Cholinoceptor – nicotinic receptor of the p.j.m.
C10 – decamethonium
D-Tc – d-tubocurarine
e.p. – endplate

e.p.p. – endplate potential
MR – muscle relaxant
NM – neuromuscular
P – force of contraction
P^i – P elicited by indirect stimulation
P^d – P elicited by direct stimulation
p.j.m. – postjunctional membrane
RES – reserve depots of vesicular ACh
REL – readily releasable ACh stores
SCh – succinylcholine

Presynaptic Events in Neuromuscular Transmission. The essential presynaptic steps of NM transmision, culminating in the release of ACh are as follows:

Presynaptic events of neuromuscular transmission

A. Synthesis of ACh
B. Reuptake of choline
C. Filling of synaptic vesicles with ACh
D. Storage of synaptic vesicles
E. Mobilization of synaptic vesicles from reserve (RES) to release (REL) sites
F. Release of ACh by the nerve impulse

Postsynaptic Events in Neuromuscular Transmission. The released ACh is adsorbed to the cholinergic receptors (cholinoceptors) of the e.p. and initiates a chain of events:

Postsynaptic events of neuromuscular transmission

A. Adsorption of vesicular ACh to cholinoceptors of the postjunctional membrane (p.j.m.)
B. Change in the configuration of the cholinoceptors, resulting in the opening of the ionophores
C. Influx of Na^+ and outflow of K^+ from the endplate, causing depolarization of the "chemosensitive" p.j.m. and the formation of the endplate potential (e.p.p.)
D. The e.p.p. depolarizes the "electrosensitive" sarcolemma and causes formation of the action potential (a.p.)

Excitation–Contraction Coupling. The ultimate step of NM transmission is the development of the action potential (a.p.). The a.p. spreads to the membrane of the sarcoplasmic reticulum and initiates a sequence of events (see below) that results in the contraction of the muscle. This process is referred to as excitation–contraction coupling.

Excitation–contraction coupling

A. Depolarization of the sarcoplasmic reticulum membrane by the a.p.
B. Release of Ca^{2+} from the sarcoplasmic reticulum, causing a 100-fold transient increase in the Ca^{2+} of the sarcoplasm
C. Adsorption of Ca^{2+} to the troponin–tropomyosin–actin complex, making possible the formation of the contractile form of actomyosin

---

Relaxation of the Muscle

The events leading to the relaxation of the muscle are as follows:

Termination of muscular contraction

A. Hydrolysis of ACh originally adsorbed to cholinoceptors by ACh-esterase located on the p.j.m.
B. Cholinoceptors regain their original configuration, ionophores close
C. Restitution of original Na^+ and K^+ milieu, resulting in the repolarization of the endplate (e.p.)
D. Repolarization of the sarcolemma and the sarcoplasmic reticulum membrane
E. Reuptake of Ca^{2+} from sacroplasm into the sarcoplasmic reticulum
F. Dissociation of the contractile actomyosin complex, relaxation of the muscle

Neuromuscular Block

Drugs or pathological conditions capable of inhibiting any of the steps leading to the contraction, or which are necessary for the relaxation of the muscle, will inhibit physiological function of the NM system.

Types of Neuromuscular Block

Depolarizing NM blocking agents (muscle relaxants; MR) [e.g., succinylcholine (SCh), decamethonium (C10)], which inhibit repolarization of the p.j.m., and nondepolarizing MR [e.g. *d*-tubocurarine (*d*-Tc)], which inhibit depolarization of the p.j.m., are used clinically for the production of surgical relaxation. Many drugs used in the perioperative period, such as inhalation or local anesthetics, certain antibiotics (e.g., aminoglycosides, polypeptides), Ca-channel blocking agents (Ca antagonists, e.g., verapamil, nifedipine), Mg^{2+}, and many others may interfere with one or more steps of NM transmission or excitation–contraction coupling and thereby prevent muscular activity. The combined effect of drugs which inhibit the development of the force of contraction of the muscle (*P*) at different sites and/or by different mechanisms is generally more than additive.

Determination of the Site(s) and Mechanism(s) of Neuromuscular Block

In the past the site(s) and mechanism(s) of myoneurally active compounds were determined with sophisticated neuropharmacologic techniques, such as measurement of the resting potential of the p.j.m., endplate potential (e.p.p.), miniature e.p.p., and endplate current, or by analysis of endplate noise [3] with intracellular electrodes and iontophoretic application of drugs. These techniques require expensive and complex equipment and special skills. It will be demonstrated in this paper that it is possible to determine the site(s) and mechanism(s) by which different drugs inhibit the development of the force of contraction (P) of the indirectly (P^i) and directly (P^d) stimulated muscle with relatively simple in vitro pharmacological experiments.

Experimental Procedure

The experiments were carried out on the phrenic nerve–hemidiaphragm preparation of male Sprague-Dawley rats of 275–350 g body weight (B.W.). Occasionally Webster mice of 25–30 g B.W. and Harley guinea-pigs of 350–400 g B.W. were also used. Animals were lightly anesthetized with halothane and decapitated. The costal end of the diaphragm was fixed to the bottom of an organ bath and its tendon to an FT03 transducer, and the phrenic nerve was placed on bipolar platinum electrodes immersed in the bath filled with modified Krebs' solution [4] containing 1.4 mM $CaCl_2$ and 0.9 mM $MgSO_4$. The Ca^{2+} ($=1.1$ mM) and Mg^{2+} ($=0.8$ mM) of this solution are the same as that of rat or human plasma. The bath temperature was kept at 37 °C and when aerated with 95% O_2–5% CO_2 its pH was 7.38–7.42. Supramaximal square wave impulses of 0.2 or 2.0 ms duration were used (Grass Model 88 stimulator) during indirect and direct stimulation, respectively, at 0.1, 1, 2, 3, 5, and occasionally also at 50 Hz. P^i and P^d were quantitated by FT03 transducers and continuously recorded on a polygraph (Grass Model 79D).

Differentiation of Neuromuscular Blocking Agents from Compounds which Inhibit Excitation–Contraction Coupling

The first step in the determination of the site and mechanism of the myoneural effect of an unknown compound is the observation of its effect on P^d in the presence of a $>90\%$ block of P^i. (The collective term "myoneural" is used to include all compounds which prevent muscular contraction by inhibiting NM transmission or excitation-contraction coupling). This approach is illustrated in Fig. 1 using d-tubocurarine (d-Tc), a typical nondepolarizing NM blocking agent, as an example. If, in the presence of $>90\%$ block of P^i, there is no apparent inhibition in P^d, it is highly probable that the compound inhibits NM transmission and has no significant effect on excitation–contraction coupling.

Postsynaptic Neuromuscular Block

Postsynaptic NM block can be caused by adsorption of a compound to the cholinoceptors of the p.j.m. and inhibiting depolarization (nondepolarizing MR), or causing prolonged depolarization (depolarizing MR) of the p.j.m. A third mechanism of postjunctional NM block is the obstruction of the ionophores [5, 6]. This type of block can be produced by certain local anesthetics (e.g., lidocaine) [7] and by high concentrations of depolarizing or nondepolarizing MR [6]. The block

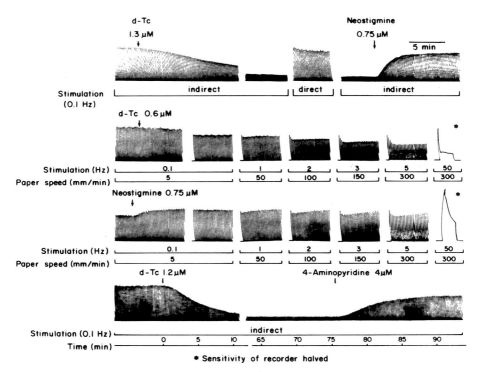

Fig. 1. Nondepolarization block. Note that: (a) P^d can be elicited in the presence of $>90\%$ depression of P^i and neostigmine antagonizes the depression of P^i; (b) during indirect stimulation the partial NM block is increased progressively with increasing stimulation rates; (c) the effect of increasing stimulation rates can be prevented by neostigmine; (d) 4-AP also antagonized the NM block

of NM transmission caused by nondepolarizing and depolarizing MR has the greatest clinical significance and will be considered first.

Nondepolarizing Muscle Relaxants. As illustrated in Fig. 1 (top tracing), the typical nondepolarization block can be antagonized by inhibitors of acetylcholinesterase (AChE). Anticholinesterases; anti-ChE) [8] such as neostigmine. Neostigmine antagonizes nondepolarization block by inhibiting the hydrolysis of ACh, released by the nerve impulse, by AChE of the p.j.m. This results in the accumulation of ACh in the vicinity of the cholinoceptors, the competitive displacement of ACh, and reestablishment of NM transmission. There are three prerequisites for the antagonism of a NM block by anti-ChE: The first is that the NM block should be caused by occupation of the cholinoceptors by a nondepolarizing compound. The second is that the compound should not bind irreversibly to the cholinoceptors, so that it can be displaced competitively from the cholinoceptors. Compounds like α-bungarotoxin which produce a pure nondepolarization block, but which are irreversibly attached to the cholinoceptors [9], cannot be antagonized by anti-ChE. The third requirement is that the compound adsorbed to the cholinoceptors should not cause NM block by prolonged depolarization. The typical nondepolarization block can also be antagonized by 4-aminopyridine (4-AP). 4-AP has no anti-ChE activity. It increases the Ca^{2+}-dependent, stimulated release of ACh, causes accumulation of ACh in the vicinity of the cholinoceptors of the p.j.m., and competitively displaces ACh from these structures [10].

Presynaptic Component of the Neuromuscular Effect of Nondepolarizing Muscle Relaxants. Although the experiment illustrated in the top tracing of Fig. 1 indicates that the primary mechanism of the compound tested, in this case *d*-Tc, is competitive displacement of ACh from the cholinoceptors, it is conceivable, and indeed it has been demonstrated for nondepolarizing MR, that these compounds contribute to the NM block by inhibiting the mobilization of vesicular ACh from reserve depots (RES) to readily releasable (REL) stores located near the prejunctional membrane of the motor nerve terminal [11]. Whether or not the compound tested has such an effect can be determined with the experiment illustrated in the middle tracing of Fig. 1. In this experiment an about 20% steady state depression of P^i was produced by *d*-Tc while the preparation was stimulated at 0.1 Hz. Sequential increase of the stimulation rate from 0.1 to 50 Hz caused a progressive increase in the intensity of the NM block and an about 80% fade of P^i during a 2 s 50 Hz tetanus. Since the number of pre- and postsynaptic receptors occupied during a steady state block remains constant, the most probable reason for the increase in the intensity of the NM block observed with increasing stimulation rates is that as the stimulus frequency increases, the time interval between stimuli decreases from 10 s at 0.1 Hz to 0.2 s at 5 Hz and 0.02 s at 50 Hz. Because of this, the time available between impulses for mobilization of ACh from RES to REL decreases and the amount of ACh released diminishes [12]. In the presence of about 20% NM block it may be expected that about 80% of the cholinoceptors of the p.j.m. are occupied by a nondepolarizing MR [2]. If the preparation is stimulated at 0.1 Hz the time interval between stimuli is relatively long and, although the compound inhibits mobilization of ACh, enough ACh is released to ensure a high statistical probability of interaction between ACh and free (unoccupied) cholinoceptors to maintain P^i at the 80% level. However, as the amount of ACh mobilized and available for release is reduced, with increasing stimulation rates, the statistical probability of interaction between ACh and unoccupied receptors diminishes and the intensity of block increases. The validity of the above reasoning is supported by the continuation of the experiment illustrated in the third tracing of Fig. 1. This tracing illustrates that after returning to 0.1-Hz stimulation the addition of neostigmine not only antagonized the 20% depression of P^i, by displacing the MR from the cholinoceptors, thereby making all the cholinoceptors available for interaction with ACh, but also minimized the influence of increasing stimulation rates on the intensity of the NM block.

At this point it may be asked what is the proof that nondepolarizing MR inhibit the mobilization and not the release of ACh. The answer to this question is that, for reasons to be discussed below, the intensity of the partial NM block caused by compounds (e.g., neomycin, Mg^{2+}) which inhibit release of ACh is unaffected by increasing stimulation rates.

Depolarizing Muscle Relaxants. The characteristics of the NM block produced by depolarizing MR are illustrated in Fig. 2 using decamethonium (C10) as an example. In contrast to the nondepolarization block, the C10 block cannot be antagonized by neostigmine or 4-AP. Depolarizing MR produce NM block by inhibiting repolarization of the p.j.m. Under these circumstances it is understandable that when the hydrolysis of ACh is inhibited by an anti-ChE, the accumulated ACh would further impede repolarization of the p.j.m., and will not antagonize the depolarization block (Fig. 2, upper tracing). Concentrations of C10 which ultimately caused about 20% NM block first caused a transient increase of P^i (lower tracing, Fig. 2).

Channel Block. This type of NM block is caused by compounds which obstruct the ionophores of the p.j.m and is illustrated in Fig. 3 using lidocaine as an example. The lidocaine-induced NM block, similarly to the C10 block, cannot be antagonized by either neostigmine or 4-AP (Fig. 3, top tracing). The partial lidocaine block is preceded by a transient increase of P^i (Fig. 3, bottom tracing). Increasing the stimulation rate does not increase the intensity of the block. Depolarization and channel block can be differentiated from one another by the intensity of the block caused by the second administration of the same dose. After washout of the preparation, the intensity of the NM block caused by the second administration of the identical dose of a depolarizing MR (e.g., C10) is less than that caused by the first dose (tachyphylaxis) (Fig. 4). In contrast, the depression of P^i caused by the second identical dose of lidocaine, an ionophore blocker, is greater than that caused by the first dose.

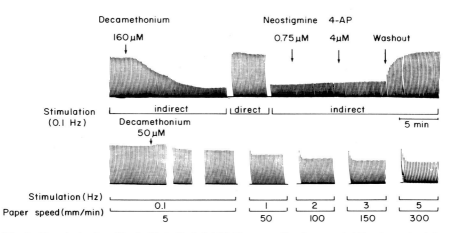

Fig. 2. Depolarization block. Note that: (a) Neither neostigmine nor 4-AP antagonized the block; (b) increased stimulation rates increase the intensity of the NM block only moderately

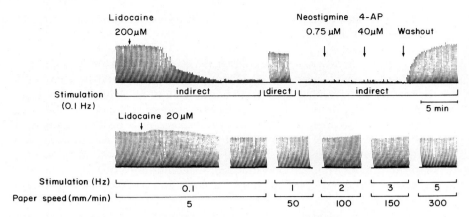

Fig. 3. Channel block. Note that: (a) Neither neostigmine nor 4-AP antagonizes the block; (b) increasing stimulation rates do not increase intensity of the NM block

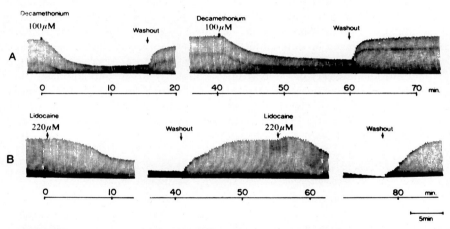

Fig. 4. The effect of repeated administration of the same concentration of decamethonium (depolarizing MR) or lidocaine (ionophore blocker) on the intensity of the NM block. Note that: (a) The second administration of the same dose of decamethonium has less effect than the first one (tachyphylaxis); (b) the NM effect of the second dose of lidocaine is greater than that of the first one

Presynaptic Neuromuscular Block

Inhibition of Mobilization or Release of Acetylcholine. Of the various presynaptic mechanisms of NM block, inhibition of the evoked release of vesicular ACh caused, for example, by Mg^{2+} [13], certain antibiotics [14] (e.g., aminoglycosides, polypeptides), or botulinum A toxin [15] and inhibition of the mobilization of vesicular ACh may have clinical significance.

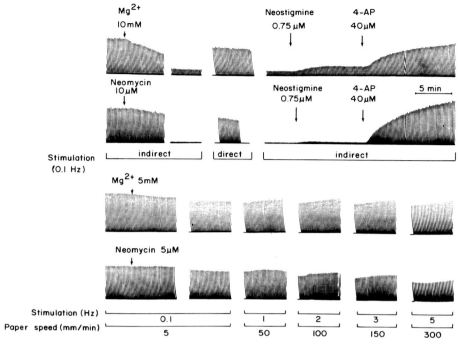

Fig. 5. NM block caused by inhibition of the evoked release of ACh. Note that: (a) The block is antagonized by 4-AP, but not by neostigmine; (b) increasing stimulation rates do not increase the intensity of the NM block

The characteristics of these two types of blocks, illustrated in Fig. 5 using Mg^{2+} and neomycin for the first and in Fig. 6 using diadonium for the second, are in some respects similar. Thus neither can be antagonized by neostigmine but both can be reversed by 4-AP (Fig. 5, upper two tracings; Fig. 6, top tracing). The main difference between these two types of blocks is in the influence of increasing stimulation rates on the intensity of the NM block. The NM blocking effect of compounds which inhibit the release of ACh is little or not at all augmented by increasing stimulation rates (Fig. 5, two lower tracings). In contrast, the intensity of the NM block caused by compounds (e.g., diadonium) [16] which inhibit mobilization of ACh is markedly increased at higher stimulation rates (Fig. 6, bottom tracing). While neostigmine prevents the effect of increasing stimulation rates on the intensity of NM block caused by nondepolarizing MR (Fig. 1, bottom tracing), it does not prevent the progressive increase of the intensity of the partial NM block (Fig. 6, second tracing) caused by compounds which have no postsynaptic effect and inhibit NM transmission solely by inhibiting mobilization of vesicular ACh. In contrast to neostigmine, 4-AP can prevent the increase of the intensity of the partial NM block caused by increasing stimulation rates. The explanation of the antagonism of the presynaptic block caused by the inhibition

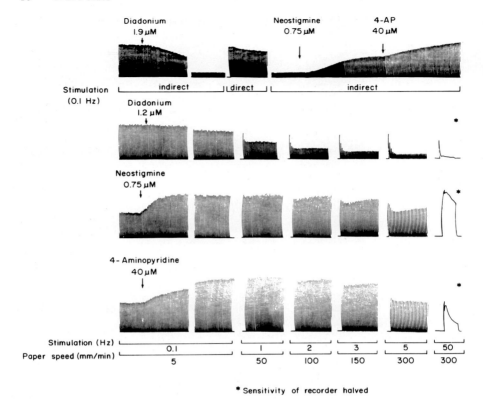

Fig. 6. NM block caused by the inhibition of the mobilization of ACh from reserve (RES) to release (REL) sites. Note that: (a) The block can be antagonized by 4-AP but not by neostigmine; (b) increasing stimulation rates increased the intensity of the block and causes total tetanic fade; (c) the effect of increasing stimulation rates can be prevented by e-AP, but not by neostigmine

of mobilization or release of ACh by 4-AP is that both these processes are Ca^{2+} dependent [14] and 4-AP facilitates all Ca^{2+}-dependent mechanisms of transmitter release at the NM junction [17].

Inhibition of Synthesis of Acetylcholine, Choline Uptake, or Loading of Vesicles. These three mechanisms of presynaptic NM block have no clinical significance and will be discussed only briefly. A common characteristic of the NM block caused by inhibition of ACh synthesis by cholineacetyltransferase (ChAcTr) inhibitors (e.g., by 4-(naphtylvinyl)pyridine) [18], of the reuptake of choline (e.g., by hemicholinium-3) [19], or of the inhibition of the filling of newly formed synaptic vesicles (e.g., by vesamicol 2-(4-phenylpiperidino)cylohexanol) [20] is that the onset of the block is slow and its rate of development is proportional to the stimulation rate. The hemicholinium-3 block can be antagonized and prevented by

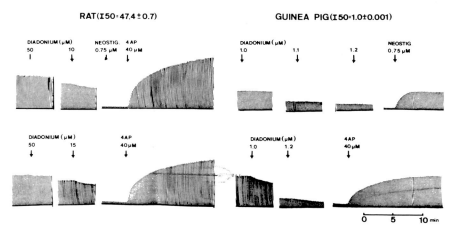

Fig. 7. Comparison of the characteristics of the diadonium block in rat and guinea-pig. Note that: (a) The NM potency of diadonium is 47 times greater in rat than guinea-pig; (b) in guinea-pig, but not in rat, neostigmine antagonizes the diadonium block; (c) 4-AP antagonizes the block in both species (for explanation see text)

high concentrations of choline. There is no known antagonist of the NM block caused by inhibition of ChAcTr or by the prevention of the loading of vesicles with ACh.

Species Variation in the Sites and Mechanisms of Muscle Relaxants. The site and mechanism of the NM effect of the same compound may vary in different species. In the rat or mouse phrenic nerve-hemidiaphragm preparation, diadonium causes a presynaptic NM block by inhibiting the mobilization of ACh [16]. In contrast, in the guinea-pig hemidiaphragm preparation, diadonium causes a typical nondepolarization block (Fig. 7) that can be antagonized by neostigmine [16].

The probable explanation of the species variation of the site and mechanism of the NM effect of diadonium is that in the guinea-pig where its potency is high ($IC_{50} = 1.2 \pm 0.01$ μM) its affinity to the postjunctional cholinoceptors is high. In the rat ($IC_{50} = 47.4 \pm 0.07$) and mouse ($IC_{50} = 38.3 \pm 1.02$) the affinity of diadonium to these receptors is low, but in high concentrations it inhibits the nicotinic feedback mechanism essential for the mobilization of ACh [11]. The species variation in the affinity of the same compound to cholinoceptors may be due to species differences in the ACh recognition sites of the cholinoceptors.

Summary and Conclusions

It has been demonstrated that the sites and mechanisms of myoneurally active compounds can be determined with simple pharmacological techniques. The only equipment required is a versatile nerve stimulator, a strain gage, and a recorder suitable for the continuous recording of the mechanomyogram. It is convenient to use the rat in vitro phrenic nerve–hemidiaphragm preparation for the evaluation of a new compound. However, the phrenic nerve–hemidiaphragm preparation of other rodents, or any other suitable in vitro nerve–muscle preparation, may also be used. If desired the evaluation of any new drug can also be accomplished using a suitable in vivo nerve-muscle preparation that can be stimulated both directly and indirectly.

Knowledge of the site and mechanism of myoneurally active compounds has not only basic scientific but also clinical importance and also supplies information for planning the synthesis of therapeutically useful compounds.

When, under clinical conditions, myoneural activity is depressed by a combination of drugs, knowledge of the sites and mechanisms of action of the drugs involved will be helpful in selecting the suitable antagonists for the restitution of physiological function of the myoneural system. The information obtained for the selection of the most suitable antagonist for the reversal of the different types of inhibition of NM transmission or that of excitation–contraction coupling can also be a valuable guide for the symptomatic treatment of pathological conditions which depress myoneural activity by different mechanisms. Thus, for example, the impaired NM transmission caused by the paucity of postjunctional cholinoceptors (e.g., in myasthenia gravis) [21] can be improved by anti-ChE, which elevate the ACh concentration at the e.p. and thereby increase the statistical probability of interaction between ACh and the reduced number of cholinoceptors. In contrast, in carcinomatous neuropathy (Eaton-Lambert) syndrome, where the defect of NM transmission is caused by a decrease of the evoked release of ACh [22], anti-ChE are ineffective, but 4-AP, which facilitates release of ACh, will improve NM transmission [23].

It is conceivable that knowledge of the sites and mechanisms of action of myoneurally active drugs may make possible the development of improved techniques for the production of surgical relaxation. As already mentioned, the combined effect of drugs which inhibit NM transmission by different mechanisms is usually more than additive. It has been demonstrated that combinations of, in themselves, marginally effective concentrations or doses of drugs can cause profound NM block [7, 24]. It is conceivable that if a presynaptically active compound has a short duration of action, then after discontinuation of its continuous infusion, the residual NM effect of the postjunctionally acting MR component would be minimal and would not require antagonism of the residual NM block.

It has been demonstrated that antagonists with a known mode of action can be used for the clarification of the sites and mechanisms of action of myoneurally active compounds. Conversely, it is also possible to determine the mechanism of action of newly synthesized antagonists, by observing their effect on the myoneural depression caused by compounds with known myoneural activity [25]. This possibility also has great significance. The reason for this is that clinically important depression of mobilization or release of ACh or inhibition of excitation–contraction coupling caused by drugs or pathological conditions cannot be antagonized by anti-ChE. At present the only drug proved to be an effective antagonist of these types of depression of myoneural activity, 4-AP, however, is too toxic for clinical use [26]. The preliminary screening of new compounds, which would retain the desirable pharmacological properties of 4-AP but would be free of its unwanted side effects, would be facilitated by testing them for the reversal of the NM effects of compounds which inhibit mobilization (e.g., hexamethonium, diadonium) or release (e.g., Mg^{2+}, certain antibiotics) of ACh.

Acknowledgments. I would like to express my gratitude to my coworkers in the Departments of Anesthesiology of Albert Einstein College of Medicine, Montefiore Medical Center, Bronx, NY, and the University of Miami School of Medicine, Miami, FL, who cooperated with me, over the years, in the experiments on which this paper is based, and to my secretaries, Ms Barbara Erickson at the University of Miami School of Medicine and Ms Mildred Pleasant at Montefiore Medical Center/Albert Einstein College of Medicine, for their patient help with revisions of this manuscript. I would also like to thank Dr. K. Biro of Gedeon Richter Inc., Budapest, Hungary, for a gift of diadonium and Drs. I.G. Marshall, University of Strathclyde, Glasgow, UK, and S.M. Parsons, University of California, Santa Barbara, for a gift of vesamicol.

References

1. Vizi ES, Vyskocil F (1979) Changes in total and quantal release of acetylcholine in the mouse diaphragm during activation and inhibition of membrane ATPase. J Physiol (Lond) 286:1–14
2. Paton WDM, Waud DR (1967) The margin of safety of neuromuscular transmission. J Physiol (Lond) 117:59–90
3. Katz B, Miledi R (1976) The analysis of end-plate noise – a new approach to the study of acetylcholine/receptor interaction. In: Thesleff S (ed) Motor innervation of muscle. Academic, New York, pp 31–50
4. Foldes FF (1981) The significance of physiological $[Ca^{2+}]$ and $[Mg^{2+}]$ for in vitro experiments on synaptic transmission. Life Sci 28:1585–1590
5. Colquhoun D (1980) Competitive block and ion channed block as mechanisms of antagonist action on the skeletal muscle endplate. Adv Biochem Psychopharmacol 21:67–80
6. Standaert FG (1984) Pharmacology of the neuromuscular junction. In: Brumback RA, Gerst JW (eds) The neuromuscular junction. Futura, New York, pp 121–202
7. Matsuo S, Rao DBS, Chaudhry I, Foldes FF (1978) Interaction of muscle relaxants and local anesthetics at the neuromuscular junction. Anesth Analg 57:580–587
8. Eccles JC, Katz B, Kuffler SW (1942) Effect of eserine on neuromuscular transmission. J Neurophysiol 5:211–230
9. Meldrum BS (1965) The actions of snake venoms on nerve and muscle. The pharmacology of phospholipase A and of polypeptide toxins. Pharmacol Ref 17:393–445
10. Foldes FF (1981) 4-Aminopyridine: ein neuer Antagonist der neuromuskulären Blokkade. In: Buzello W (ed) Muskelrelaxantien. Thieme, Stuttgart, pp 211–218
11. Bowman WC, Webb SN (1976) Tetanic fade during partial transmission failure produced by non-depolarizing neuromuscular blocking drugs in the cat. Clin Exp Pharmacol Physiol 3:545–555
12. Foldes FF, Chaudhry IA, Kinjo V, Nagashima H (1989) Inhibition of mobilization of acetylcholine: the weak link in neuromuscular transmission during partial neuromuscular block with d-tubocurarine. Anesthesiology 71:218–223
13. Del Castillo J, Engbaek L (1954) The nature of the neuromuscular block produced by magnesium. J Physiol 124:370–384

14. Elmqvist D, Josefsson JO (1962) The nature of the neuromuscular block produced by neomycine. Acta Physiol Scand 54:105–110
15. Guyton AC, MacDonald MA (1947) Physiology of botulinus toxin. Arch Neurol Psychiatr 57:578–592
16. Foldes FF, Chaudhry IA, Barakat T, Flores CA, Kinjo M, Bikhazi GB, Nagashima H (1989) Species variation in the site and mechanism of the neuromuscular effects of diadonium in rodents. Anesth Analg 68:638–644
17. Somogyi GT, Vizi ES, Chaudhry IA, Nagashima H, Duncalf D, Foldes FF, Goldiner PL (1987) Modulation of stimulation-evoked release of newly formed acetylcholine from mouse hemidiaphragm preparation. Naunyn-Schmiedebergs Arch Pharmacol 336: 11–15
18. Hemsworth BA, Foldes FF (1970) Preliminary pharmacological screening of styrylpyridine choline acetyltransferase inhibitors. Eur J Pharmacol 11 (2):187–194
19. Schueler FW (1960) The mechanism of action of hemicholiniums. Int Rev Neurobiol 2:77–97
20. Marshall IG (1970) Studies on the blocking action of 2-(4-phenylpiperidino)-cyclohexanol (AH5183). Br J Pharmacol 38:503–516
21. Fambrough DM, Drachman DB, Satyamurti S (1973) Neuromuscular junction in myasthenia gravis: decreased acetylcholine receptors. Science 182:293–295
22. Lambert EH, Elmquist D (1971) Quantal components of end-plate potentials in the myasthenic syndrome. Ann NY Acad Sci 183:183–199
23. Lundh H, Nilsson W, Rosen I (1977) 4-Aminopyridine – a new drug tested in the treatment of Eaton-Lambert syndrome. J Neurol Neurosurg Psychiatr 40:1109–1112
24. Burkett L, Bikhazi GB, Thomas KC Jr, Rosenthal DA, Wirta MG, Foldes FF (1979) Mutual potentiation of the neuromuscular effects of antibiotics and relaxants. Anesth Analg 585:107–115
25. Hartwell PW, Morita K, Kinjo M, Chaudhry I, Litwer CA, Foldes FF (1988) Antagonism of the vecuronium, atracurium and Mg^{++} block by methylguanidine in rats. Anesthesiology 67:S87
26. Ball AP, Hopkinson RB, Farrell ID, Hutchison JGP, Paul R, Watson RDS, Page AJF, Parker RGF, Edwards CW, Snow M, Scott DK, Leone-Ganado A, Hastings A, Ghosh AC, Gilbert RJ (1979) Human botulism caused by clostridium botulinum type E: the Birmingham outbreak. Q J Med 191:473–491

Postsynaptische cholinerge Rezeptoren der motorischen Endplatte

F. Dreyer

Einleitung

Die neuromuskuläre Synapse, auch motorische Endplatte genannt, wurde bereits vor über 140 Jahren von deutschen Anatomen beschrieben [13–16, 20]. Seit dieser Zeit hat sie immer wieder Anatomen, Physiologen und Pharmakologen fasziniert. Die Vielzahl von Publikationen über dieses Gebiet gibt dabei nicht nur einen historischen Rückblick auf die Erforschung synaptischer Prozesse, sondern auch einen Querschnitt durch die Entwicklung der biologischen Wissenschaft und zeigt, wie sich die Art des Denkens und des Experimentierens mit der Zeit wandelte.

Morphologie

Die motorische Endplatte ist die am besten untersuchte Synapse. Die Ursache dafür ist, daß sie für elektrophysiologische und morphologische Untersuchungen relativ einfach zugänglich ist und daß durch den Sonderfall des elektrischen Organs des Torpedofischs auch biochemische Experimente möglich sind.

Mit Hilfe eines Nomarski-Interferenzkontrastmikroskops kann man lebende motorische Endplatten in Skelettmuskeln sehen. Abbildung 1 zeigt im unteren Teil ein Beispiel aus einem Skelettmuskel des Meerschweinchens. Man erkennt die quergestreifte Skelettmuskelfaser, die von einem einzelnen, von Myelin umgebenen motorischen Nerven innerviert wird. Die Synapse ragt weit über die Muskelfaseroberfläche hinaus und trägt daher zurecht den Namen „Endplatte". Eine Zeichnung der motorischen Endplatte vom Anatomen Kühne aus dem Jahre 1863 [16] ist im oberen Teil der Abb. 1 zu sehen.

Erst mit Hilfe der Elektronenmikroskopie konnte die Ultrastruktur der motorischen Endplatte erforscht werden (Abb. 2). Die präsynaptische Nervenendigung ist durch Vesikel charakterisiert, die jeweils etwa 10^4 Acetylcholinmoleküle enthalten. Die Nervenendigung wird von einer Einzellage einer Schwannschen-Zelle bedeckt und z.T. von fingerförmigen Fortsätzen der Schwannschen-Zelle umschlossen. Dabei bleiben bestimmte Strukturen unbedeckt, die als „aktive Zonen" bezeichnet werden. Nur an diesen aktiven Zonen können nach Einstrom von extrazellulären Kalziumionen Vesikel mit der präsynaptischen Membran fusionieren und die Acetylcholinmoleküle in den synaptischen Spalt freisetzen. Die postsynaptische Seite ist durch Faltenapparate gekennzeichnet, deren Öffnungen genau mit den präsynaptischen aktiven Zonen korrelieren. Die Acetylcholinrezeptoren (ACh-Rezep-

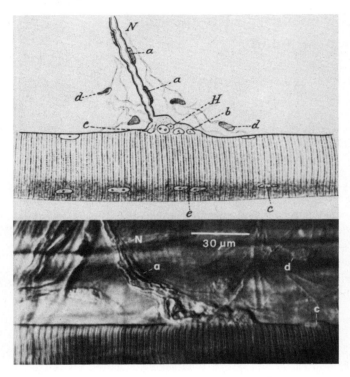

Abb. 1. Seitenansicht einer motorischen Endplatte aus dem M. gastrocnemius (*oben*) und dem M. sternocleidomastoideus (*unten*) des Meerschweinchens bei 500facher Vergrößerung.
Oben: Zeichnung des Anatomen Kühne (1863).
Unten: Aufnahme mit dem Nomarski-Interferenzkontrastmikroskop.
N Nerv, *H* Endplatte, *a* Schwann-Zellkern, *b* Zellkerne in der Endplatte, *c* Zellkern der Muskelfaser, *d* Zellkerne des kollagenen Bindegewebes, *e* gezähnelte Kontur der kontraktilen Substanzen (A-Bande).
(Aus Dreyer [7])

toren) sind nur am Eingang zu den Falten lokalisiert (Dichte $\approx 8000/\mu m^2$). Hierdurch ergibt sich eine optimale Anordnung der präsynaptischen Freisetzungsorte zu den postsynaptischen ACh-Rezeptoren. Die prä- und postsynaptischen Membranen werden durch den synaptischen Spalt getrennt, der die Basalmembran enthält. In diese Membran eingelagert befindet sich der größte Teil der spezifischen Acetylcholinesterase, die das freie Acetylcholin wieder in Cholin und Acetat zerlegt.

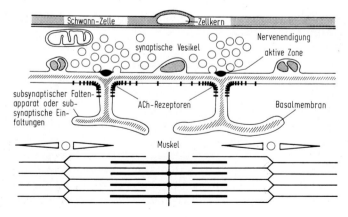

Abb. 2. Schematische Zeichnung einer motorischen Endplatte mit ihren wichtigsten Ultrastrukturen. (Aus Dreyer [6])

Molekularbiologie

In den letzten 20 Jahren hat sich das Interesse besonders auf die elementaren Prozesse der Wechselwirkungen von Pharmaka mit den ACh-Rezeptoren konzentriert (Übersichtsartikel [2–6, 17, 25]). Zum einen wurden neue elektrophysiologische Meßtechniken entwickelt, die es erlauben, die Wechselwirkung einzelner Agonisten- bzw. Antagonistenmoleküle mit einzelnen ACh-Rezeptoren bzw. Ionenkanälen zu messen. Hinzu kam die rasante Entwicklung in der Molekularbiologie und Gentechnologie. Heutzutage sind beide Methoden untrennbar miteinander verknüpft.

Der nikotinerge ACh-Rezeptor ist ein klassisches Beispiel für ein integrales Membranprotein, das die gesamte Lipidmembran durchspannt [1, 12, 24]. Der Rezeptor besteht aus 5 Proteinuntereinheiten mit den Bezeichnungen α_1, α_2, β, γ, δ, wobei die α_1- und α_2-Untereinheiten identisch sind. Jede Proteinuntereinheit hat ein Molekulargewicht von etwa 55 000. Das Rezeptorprotein ragt etwa 5,5 nm in den synaptischen Spalt und etwa 1,5 nm in das Zytoplasma. Die spezifischen Bindungsstellen für Agonisten wie Acetylcholin, Succinylcholin oder Carbachol, aber auch für Antagonisten wie d-Tubocurarin, Atracurium oder Vecuronium sind auf den α-Untereinheiten lokalisiert. Das einfachste Reaktionsschema geht davon aus, daß 2 ACh-Moleküle an den beiden α-Untereinheiten binden müssen, damit sich der zugehörige Ionenkanal öffnet. Alle Untereinheiten zusammen bilden die Pore bzw. den Ionenkanal. Weitere wichtige Bindungsstellen für nichtkompetitivwirkende Substanzen wie z. B. Phencyclidin, Chlorpromazin und Lokalanästhetika befinden sich im Ionenkanal selbst. Die ACh-Rezeptoren werden durch periplasmatische Proteine mit einem Molekulargewicht von 43 000 in der Membran immobilisiert.

Durch Klonierung und Sequenzierung kennt man die gesamten Aminosäurensequenzen aller 4 Proteinuntereinheiten für eine Reihe verschiedener Spezies (Drosophila, Torpedofisch, Frosch, Maus, Rind). Alle 4 Untereinheiten zeigen dabei eine sehr große Strukturhomologie besonders für die Abschnitte M 1–M 4, die eine α-Helixstruktur haben, aus 20 oder mehr ungeladenen Aminosäuren bestehen und als hydrophobe Strukturen die Membranen durchspannen können. Dies läßt vermuten, daß sie sich aus einem gemeinsamen Urgen entwickelt haben. Ebenso besteht noch eine Sequenzhomologie von 80 % zwischen den ACh-Rezeptoren vom Torpedofisch und dem Menschen. Im langen, extrazellulär gelegenen N-Ende der α-Untereinheit, der viele Zuckerreste enthält, liegt die ACh-Bindungsstelle. Die Aminosäuren, die für die Bindung von ACh an die α-Untereinheit verantwortlich sind, sind in den verschiedenen Tierspezies hochkonserviert, was auf ihre große funktionelle Bedeutung für die Bindung von Agonisten hinweist. Durch „site directed mutagenesis", d.h. durch Austausch einzelner Aminosäuren in den Helixstrukturen, konnte gezeigt werden, daß dies zu ganz erheblichen Veränderungen der elektrophysiologischen Ionenkanaleigenschaften führt.

Interessant ist auch, daß 2 andere wichtige Neurorezeptoren, nämlich der $GABA_A$-Rezeptor und der Glycinrezeptor, exakt nach dem gleichen Grundmuster aufgebaut sind und sogar eine beträchtliche Sequenzhomologie zu den nikotinergen ACh-Rezeptoren haben, obwohl sie funktionell ganz unterschiedlich sind.

Elektrophysiologie

Ein ganz entscheidender Fortschritt zur funktionellen Charakterisierung von Rezeptoren und Ionenkanälen war die Entwicklung der sog. Patch-clamp-Technik durch Neher u. Sakmann [11, 19]. Das Meßprinzip ist in Abb. 3 zu sehen. Eine Glasmikroelektrode, deren Spitze einen Öffnungsdurchmesser von etwa 1–2 µm hat und feuerpoliert wurde, wird auf die postsynaptische Membran in der Nähe der motorischen Endplatte gesetzt. Durch einen Unterdruck in der Glaspipette legt sich die Membran der Muskelzelle so dicht an die Glaswand der Pipettenöffnung an, daß der elektrische Widerstand zwischen dem Pipetteninneren und dem Extrazellulärraum im Gigaohm-Bereich liegt. Liegt jetzt in diesem Membranfleck, auch Membranpatch genannt, ein ACh-Rezeptor, so wird er durch die ACh-Moleküle aktiviert. Nach Öffnen des zugehörigen Ionenkanals fließen dann selektiv nur kleine Kationen wie Na^+, K^+, aber auch Ca^{2+}. Dieser elementare Strom im Picoampèrebereich wird dann in einer sehr empfindlichen Meßapparatur registriert. Ein Beispiel für die Messung solcher elementaren Ströme durch einen ACh-aktivierten Ionenkanal ist in Abb. 4 zu sehen.

Aus der Registrierung können direkt der elementare Strom durch einen Ionenkanal und die Zeiten ermittelt werden, während denen die Ionenkanäle im Mittel geöffnet und geschlossen sind. Es hat sich gezeigt, daß die Eigenschaften der ACh-Rezeptoren in den motorischen Endplatten der verschiedenen Spezies sehr ähnlich sind. Die elementare Leitfähigkeit eines zum ACh-Rezeptor zugehörigen Ionenkanals beträgt etwa 60 pS, wenn der ACh-Rezeptor in der subsynaptischen Membran der motorischen Endplatte lokalisiert ist (sog. adulter ACh-Rezeptor).

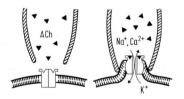

Abb. 3. Schematische Darstellung der Registrierung von einzelnen, durch Agonisten aktivierten ACh-Rezeptoren mit Hilfe einer extrazellulären Glasmikroelektrode (Patch-clamp-Technik)

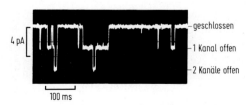

Abb. 4. Einzelkanalregistrierungen mit der Patch-clamp-Methode von 2 extrasynaptisch gelegenen ACh-Rezeptoren in Gegenwart von 100 nmol/l Acetylcholin in der Glaspipette bei einem Membranpotential von −80 mV und einer Temperatur von 10 °C. Man erkennt die sehr konstante elementare Stromamplitude, aber die große Variabilität der Zeit, während der die Ionenkanäle im offenen Zustand sind

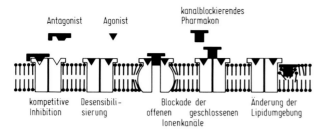

Abb. 5. Verschiedene Möglichkeiten einer Wechselwirkung von Pharmaka mit dem ACh-Rezeptor, die alle zu einer Inaktivierung des ACh-Rezeptors führen. (Aus Dreyer [6])

Die mittlere Offenzeit dieser Ionenkanäle liegt bei rund 1 ms (T = 20 °C). Liegt der ACh-Rezeptor außerhalb der motorischen Endplatte (sog. extrasynaptischer ACh-Rezeptor bzw. embryonaler ACh-Rezeptor; s. unten), dann beträgt seine elementare Leitfähigkeit etwa 40 pS mit einer mittleren Offenzeit von etwa 3–5 ms. Die elementare Leitfähigkeit des offenen Ionenkanals ist unabhängig davon, durch welchen Agonisten der ACh-Rezeptor aktiviert wird. Die Zeiten, die die Ionenkanäle im Mittel geöffnet sind, variieren jedoch erheblich. Für Carbachol und Succinylcholin sind sie im Vergleich zu Acetylcholin um den Faktor 3 bzw. 4 kürzer.

Desensibilisierung des ACh-Rezeptors

Abbildung 5 zeigt verschiedene Möglichkeiten einer Wechselwirkung von Pharmaka mit den ACh-Rezeptoren, die dazu führen, daß der zum Rezeptor zugehörige Ionenkanal in einen geschlossenen bzw. blockierten Zustand gebracht wird und damit für die neuromuskuläre Übertragung nicht mehr zur Verfügung steht:

1) kompetitive Wechselwirkung der klassischen Antagonisten wie d-Tubocurarin, Vecuronium und Atracurium mit Acetylcholin um die spezifischen Bindungsstellen des ACh-Rezeptors;
2) Veränderung in der Struktur der Membranlipide, die zu Veränderungen in den Rezeptoreigenschaften führen;
3) Bindung von Substanzen an den geschlossenen Ionenkanal, so daß dieser nicht mehr geöffnet werden kann (z. B. von Lokalanästhetika);
4) Blockade offener Ionenkanäle durch deren Wechselwirkung mit Pharmaka (z. B. mit Phencyclidin, Chlorpromazin, Lokalanästhetika);
5) Desensibilisierung des ACh-Rezeptors.

Eine ganz wichtige intrinsische Eigenschaft des nikotinergen ACh-Rezeptors, aber auch vieler anderer Rezeptoren, ist ihre Desensibilisierung. Diese Desensibilisierung besteht darin, daß der zum Rezeptor zugehörige Ionenkanal nicht mehr geöffnet wird, obwohl die spezifischen Bindungsstellen durch Agonistenmoleküle besetzt sind. Dabei ist sehr wichtig, daß der ACh-Rezeptor im desensibilisierten Zustand eine viel höhere Affinität für die Agonistenmoleküle hat, d. h. die Agonisten bleiben sehr viel länger am ACh-Rezeptor gebunden. Bisher wurde nun immer angenommen und experimentell belegt, daß der Desensibilisierungsprozeß im Sekunden- und Minutenbereich liegt. Diese Werte muß man jedoch gründlichst revidieren.

Franke et al. [9, 10] haben eine Vorrichtung entwickelt, die es erlaubt, an chemisch aktivierbaren Rezeptoren, die sich in einem Membranpatch befinden, Konzentrationssprünge innerhalb von nur 400 µs durchzuführen, was den physiologischen Bedingungen bei der neuromuskulären Übertragung sehr nahe kommt. Die Experimente zeigen, daß gerade bei hohen ACh-Konzentrationen die aktivierten, d. h. geöffneten Ionenkanäle der ACh-Rezeptoren innerhalb von Millisekunden sich wieder schließen. Diese Desensibilisierung hängt stark von der Temperatur ab. Eine Extrapolation auf 37 °C ergab eine Zeitkonstante von etwa 3 ms. Unter physiologischen Bedingungen spielt die Desensibilisierung offenbar keine Rolle. Sie erlangt jedoch Bedeutung, wenn z. B. eine Muskelrelaxation mit dem Agonisten Succinylcholin durchgeführt wird oder wenn die spezifische ACh-Esterase im synaptischen Spalt durch einen Inhibitor blockiert wird und damit ACh für längere Zeit im synaptischen Spalt verbleibt. Dann verhindert die schnelle Desensibilisierung der ACh-Rezeptoren eine zu massive Depolarisation durch Succinylcholin oder Acetylcholin.

Embryonale und adulte ACh-Rezeptoren

Seit längerer Zeit weiß man, daß in denervierten Muskelfasern elektrophysiologisch 2 Typen von ACh-Rezeptoren unterschieden werden können [7, 8]. Der eine Typ ist in der subsynaptischen Membran, der andere Typ außerhalb der motorischen Endplatte im extrasynaptischen Bereich lokalisiert. Später zeigte sich, daß diese extrasynaptischen ACh-Rezeptoren auch in embryonalen Muskelzellen vorhanden sind. Das gleichzeitige Vorkommen beider Typen von ACh-Rezeptoren läßt sich mit Hilfe der Patch-clamp-Technik an embryonalen Muskelzellen der Ratte demonstrieren (Abb. 6). Der eine Ionenkanal hat eine höhere, elementare

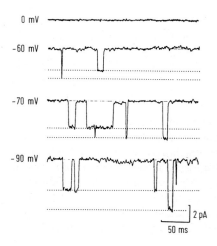

Abb. 6. Adulter und embryonaler ACh-Rezeptor in einem Membranpatch von einer embryonalen Muskelzelle der Ratte. Die Einzelkanalregistrierungen mit der Patch-clamp-Methode erfolgten bei verschiedenen Membranpotentialen. Öffnungen der Ionenkanäle zeigen sich als Ablenkungen nach unten. Die verschiedenen elektrophysiologischen Eigenschaften sind deutlich zu erkennen. Der adulte Typ besitzt eine höhere elementare Stromamplitude

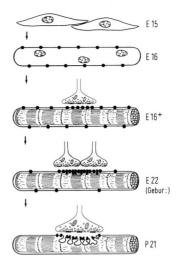

Abb. 7. Schematische Darstellung der embryonalen Entwicklung einer motorischen Endplatte im M. soleus der Ratte (verändert nach Schuetze [22]). *E* Tage der Embryonalentwicklung, *P* postnatale Zeit. Nähere Erläuterungen s. Text

Stromamplitude, ist aber dafür im Mittel kürzer geöffnet, während der andere Ionenkanal eine kleinere Stromamplitude besitzt, dafür aber eine 2- bis 5fach längere Offenzeit hat. Molekularbiologisch konnte gezeigt werden, daß sich diese ACh-Rezeptoren in einer Proteinuntereinheit unterscheiden [18]. Die Eigenschaften lassen sich wie folgt zusammenfassen:

	Elementare Leitfähigkeit	Mittlere Offenzeit
Adulter ACh-Rezeptor ($2\alpha, \beta, \delta, \varepsilon$):	60 pS	1 ms
Embryonaler ACh-Rezeptor ($2\alpha, \beta, \delta, \gamma$):	40 pS	4 ms

Interessant ist nun, daß im Laufe der Embryonalentwicklung, d. h. im Verlaufe der Bildung neuromuskulärer Synapsen, die Eigenschaften der ACh-Rezeptoren und auch ihre Verteilung auf den Muskelfasern einem erheblichen Wandel unterworfen sind (Übersichtsartikel [21, 23]). Abbildung 7 zeigt als Beispiel die Entwicklung der motorischen Endplatte im Soleusmuskel der Ratte [22]. Bis zum 15. Tag der Embryonalentwicklung (E 15) existieren noch mononukleäre Myoblasten. Um den 16. Tag (E 16) herum fusionieren diese Myoblasten, um mehrkernige embryonale Muskelfasern zu bilden. Zu diesem Zeitpunkt findet man embryonale ACh-Rezeptoren in geringer Dichte über die ganze Zelloberfläche verteilt. Kurz darauf kommt es zum Kontakt von noch sprossenden, motorischen Nervenfasern mit diesen embryonalen Muskelfasern (E 16$^+$). Daraufhin kommt es innerhalb von Stunden zu einer Anreicherung von ACh-Rezeptoren vom embryonalen Typ an der sich ausbildenden motorischen Endplatte. Dies kommt z. T. durch laterale Bewegungen der ACh-Rezeptoren aus den extrasynaptischen Membranabschnitten und z. T.

durch Einbau neusynthetisierter Rezeptormoleküle zustande. Im Verlaufe der nächsten Tage kommt es auch häufig zu Mehrfachinnervationen durch Nervenfasern (E 22). Die Dichte der extrasynaptischen, d. h. embryonalen ACh-Rezeptoren nimmt weiterhin ab. Zu diesem Zeitpunkt werden die ACh-Rezeptoren auch metabolisch stabil, d. h. ihre Lebensdauer, die bisher nur einen Tag betrug, steigt wenige Tage nach der Innervation auf 10 Tage und mehr an.

Zum Zeitpunkt der Geburt (E 22) wird nun ein neuer Typ von ACh-Rezeptor exprimiert, der im Mittel nur 1 ms geöffnet ist und dessen elementare Leitfähigkeit etwa 60 pS beträgt (adulter Typ). In den nächsten 3 Wochen nach der Geburt verschwindet der embryonale ACh-Rezeptor mit dem langsamen Kanal, und der adulte Typ mit dem schnellen Ionenkanal dominiert mehr und mehr. Dieser Typ konzentriert sich dann am Eingang zum Faltenapparat, der sich jetzt langsam ausbildet (P 21).

Wird der Nerv durchschnitten oder wird die ACh-Freisetzung durch Vergiftung mit Botulinustoxin Typ A blockiert, dann erscheinen innerhalb weniger Tage auf der gesamten Oberfläche der Muskelfasern ACh-Rezeptoren, die die Eigenschaften der embryonalen ACh-Rezeptoren haben, während die subsynaptischen ACh-Rezeptoren ihre Eigenschaften über Wochen und Monate beibehalten. Offenbar synthetisieren die Zellkerne im motorischen Endplattenbereich weiterhin adulte ACh-Rezeptoren, während Zellkerne außerhalb der Endplatte embryonale ACh-Receptoren produzieren. Wie dies gesteuert wird, ist bisher nicht geklärt.

Literatur

1. Changeux J-P, Giraudat J, Dennis M (1987) The nicotinic acetylcholine receptor: molecular architecture of a ligand-regulated ion channel. Trends Pharmacol Sci 8:459–465
2. Colquhoun D (1979) The link between drug binding and response: Theories and observations. In: O'Brien RD (ed) The receptors: a comprehensive treatise. Plenum Press, New York, p 93
3. Colquhoun D (1986) On the principles of postsynaptic action of neuromuscular blocking agents. In: Kharkevich DA (ed) New neuromuscular blocking agents, basic and applied aspects. Springer, Berlin Heidelberg New York Tokyo (Handbook of experimental pharmacology, vol 79, pp 59–113)
4. Colquhoun D, Ogden DC, Mathie A (1987) Nicotinic acetylcholine receptors of nerve and muscle: functional aspects. Trends Pharmacol Sci 8:465–472
5. Dreyer F (1981) Molekulare Grundlagen der neuromuskulären Blockade. In: Buzello W (Hrsg) Muskelrelaxantien. Thieme, Stuttgart New York (Intensivmedizin, Notfallmedizin, Anästhesiologie, Bd 30, S 15–34)
6. Dreyer F (1982) Acetylcholine receptor. Br J Anaesth 54:115–130
7. Dreyer F, Müller K-D, Peper K, Sterz R (1976a) The M. omohyoideus of the mouse as a convenient mammalian muscle preparation. A study of junctional and extrajunctional acetylcholine receptors by noise analysis and cooperativity. Pflügers Arch 367:115–122
8. Dreyer F, Walther Chr, Peper K (1976b) Junctional and extrajunctional acetylcholine receptors in normal and denervated frog muscle fibres. Noise analysis experiments with different agonists. Pflügers Arch 366:1–9
9. Franke Ch, Hatt H, Dudel J (1991a) Steep concentration dependence and fast desensitization of nicotinic channel currents elicited by acetylcholine pulses, studied in adult vertebrate muscle. Pflügers Arch 447:509–516

10. Franke Ch, Hatt H, Parnas H, Dudel J (1991 b) Kinetic constants of the acetylcholine (ACh) receptor reaction deduced from the rise in open probability after steps in ACh concentration. Biophys J 60:1008–1016
11. Hamill OP, Marty A, Neher E, Sakmann B, Sigworth FJ (1981) Improved patch-clamp techniques for high-resolution current recording from cells and cell-free membrane patches. Pflügers Arch 391:85–100
12. Kistler J, Stroud RM, Klymkowsky MW, Lalancette RA, Fairclough RH (1982) Structure and function of an acetylcholine receptor. Biophys J 37:371–383
13. Kölliker A (1850) Mikroskopische Anatomie oder Gewebelehre des Menschen. Engelmann, Leipzig
14. Kölliker A (1862) Untersuchungen über die letzten Endigungen der Nerven. Mit 4 Kupfertafeln. Engelmann, Leipzig
15. Kühne W (1862) Über die peripherischen Endorgane der motorischen Nerven. Mit 5 Tafeln. Engelmann, Leipzig
16. Kühne W (1863) Über die Endigung der Nerven in den Muskeln. Virchows Arch 27:508–533
17. Maelicke A (1988) Structure and function of the nicotinic acetylcholine receptor. In: Whittaker VP (ed) The cholinergic synapse. Springer, Berlin Heidelberg New York Tokyo (Handbook of experimental pharmacology, vol 86, pp 267–313)
18. Mishina M, Takai T, Imoto K, Noda M, Takahashi T, Numa S, Methfessel C, Sakmann B (1986) Molecular distinction between fetal and adult forms of muscle acetylcholine receptor. Nature 321:406–411
19. Neher E, Sakmann B (1976) Single-channel currents recorded from membrane of denervated frog muscle fibres. Nature 260:779–802
20. Reichert KE (1851) Über das Verhalten der Nervenfasern bei dem Verlauf, der Vertheilung und Endigung in einem Hautmuskel des Frosches (Rana temporaria) Müllers Arch:29–73
21. Salpeter MM, Loring RH (1985) Nicotinic acetylcholine receptors in vertebrate muscle: properties, distribution and neural control. Progr Neurobiol 25:297–325
22. Schuetze SM (1986) Embryonic and adult acetylcholine receptors: molecular basis of developmental changes in ion channel properties. Trends Neurosci 9:386–388
23. Schuetze SM, Role LW (1987) Developmental regulation of nicotinic acetylcholine receptors. Ann Rev Neurosci 10:403–457
24. Stevens CF (1985) ACh R structure: a new twist in the story. Trends Neurosci 8:1–2
25. Wennogle LP (1986) The end-plate acetylcholine receptors: structure and function. In: Kharkevich DA (ed) New neuromuscular blocking agents, basic and applied aspects. Springer, Berlin Heidelberg New York Tokyo (Handbook of experimental pharmacology, vol 79, pp 17–56)

Pharmakokinetik nichtdepolarisierender Muskelrelaxanzien

B. J. EBELING, P. M. LAUVEN

Die rasche Entwicklung auf dem Gebiet der Pharmakokinetik nicht-depolarisierender Muskelrelaxanzien in den vergangenen 2 Jahrzehnten läßt sich auf 2 wesentliche Faktoren zurückführen: Einerseits wurde die analytische Technik zur Bestimmung der Muskelrelaxanzien und ihrer Metaboliten im Blut oder in den Körpergeweben deutlich verbessert [2, 3]; so ist man heute in der Lage, die Muttersubstanzen von ihren Metaboliten weitgehend abtrennen zu können. Andererseits wurden Geräte eingeführt, mit denen eine Muskelrelaxation sicher und genau gemessen werden kann.

Nicht anders als bei den intravenösen Anästhetika oder den Lokalanästhetika lassen sich bei den Muskelrelaxanzien nach einem Bolus deutlich verschiedene Komponenten des Blutspiegelabfalls ermitteln. Solche Blutspiegelkurven werden üblicherweise interpretiert und analysiert, indem man ein Kompartimentmodell annimmt und den schnellen initialen Abfall als die Verteilungsphase und den langsamen Abfall als die Eliminations- oder β-Phase bezeichnet.

In der Regel kann ein Zweikompartimentmodell den Blutspiegelabfall beschreiben (s. Abb. 1). Aufgrund der guten Meßbarkeit des Effekts von Muskelrelaxanzien hat man bereits sehr früh versucht, die Kinetik mit der Pharmakodynamik zu verbinden, d. h. die Konzentration oder daraus abgeleitete Größen mit dem klinischen Effekt im Sinne einer Dosis-Wirkungs- oder Konzentrations-Wirkungs-Kurve zu korrelieren.

In Tabelle 1 sind die wichtigsten kinetischen Parameter von Relaxanzien, die heute in Deutschland sehr verbreitet sind, und von d-Tubocurarin, das aus historischen Gründen aufgeführt wird, wiedergegeben. Die Halbwertszeit $t_{1/2\beta}$ beschreibt den langsamen Abfall und ist ein Maß für die Elimination der Substanz. Das

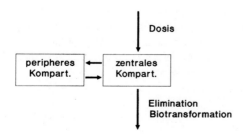

Abb. 1. Zweikompartimentmodell. Die Substanz wird in das zentrale Kompartiment injiziert, aus dem sie auch eliminiert wird

Tabelle 1. Pharmakokinetische Parameter (Median) (*Vdss* Verteilungsvolumen im „steady state", *Cl* Clearance und $t_{1/2\beta}$ die Eliminationshalbwertszeit). (Nach [6])

	Vdss [l/kg]	Cl [ml/kg/min]	$t_{1/2\beta}$ [min]
d-Tubocurarin	0,39	1,9	239
Pancuronium	0,23	1,6	145
Atracurium	0,16	5,5	20
Vecuronium	0,26	4,6	62

Tabelle 2. Prozentualer Anteil der renalen und hepatischen Elimination an der Gesamtelimination. (Nach [5])

	Unveränderte Dosis		Metabolite
	Urin [%]	Galle [%]	Urin [%]
d-Tubocurarin	31–45	12	–
Pancuronium	35–50	5–15	5–15
Atracurium	10	?	?
Vecuronium	15–20	10	10

Gesamtverteilungsvolumen im „steady state" (Vdss) und die totale Clearance sind wichtig, weil sich aus ihnen Möglichkeiten zur Berechnung von Dosierungen ergeben. Das Volumen Vdss ist in etwa das Volumen, das man initial (mit meist mehreren Bolusdosen) auffüllen muß, um die Wirkkonzentration zu erzielen. Die Clearance bestimmt bei Infusionen, wie hoch die Infusionsgeschwindigkeit sein muß, wenn die entsprechende therapeutische Konzentration bekannt ist. Andererseits kann man aus dem Gesamtverteilungsvolumen und der gewählten Dosis, z. B. der ED 95, einen ersten Anhalt dafür gewinnen, wie groß die Blutspiegel sind, die eine 95%ige Relaxation bewirken. Die Verteilungsvolumina der Muskelrelaxanzien liegen in der Größenordnung des extravaskulären Volumens oder maximal des Gesamtkörperwassers.

Atracurium hat aufgrund seiner ausgeprägt ionischen Struktur ein besonders kleines Verteilungsvolumen [4]. Auch unter dem Gesichtspunkt der Kompartimentanalyse stellt Atracurium eine besondere Substanz dar, weil sie unter anderem durch die Hofmann-Elimination abgebaut wird. Da dieser spontane Abbau überall im Körper stattfindet, wird die Substanz nicht nur wie bei den üblichen Kompartimentmodellen aus dem zentralen Kompartiment eliminiert, sondern auch aus dem peripheren und sogar auch aus dem Effektkompartiment. Die Hofmann-Elimination ist ein wesentlicher Grund dafür, daß Atracurium eine hohe Clearance, verbunden mit einer kurzen Halbwertszeit, d. h. eine schnelle Kinetik aufweist.

Eine wichtige Frage ist, in wieweit Krankheitszustände die Kinetik verändern können. Betrachtet man die Anteile der verschiedenen Muskelrelaxanzien, die unverändert im Urin oder der Galle erscheinen (s. Tabelle 2), so ist es verständlich, daß eine ausgeprägte Niereninsuffizienz bei Pancuronium oder d-Tubocurarin im Gegensatz zu Atracurium die Halbwertszeit deutlich verlängern kann. Entsprechendes gilt auch für die biliäre Exkretion.

Grundlage dieser Überlegungen ist die Tatsache, daß sich die totale Clearance additiv aus der renalen, der biliären und der metabolischen Clearance zusammensetzt. Aus dieser Summation ergibt sich, daß z. B. bei einer Niereninsuffizienz die gesamte totale Clearance abnimmt und die Halbwertszeit verlängert ist. Allerdings wird dies nicht unbedingt um den gleichen Betrag geschehen, weil eine partielle Kompensation über die biliäre oder die metabolische Clearance möglich ist.

Weiterhin ist auch die Proteinbindung von Bedeutung für die Pharmakokinetik. Zwar wurde in der Literatur beschrieben, daß die Proteinbindung der Muskelrelaxanzien, z. B. d-Tubocurarin, in Abhängigkeit von der Konzentration variieren kann, aber insgesamt ist die Proteinbindung der Muskelrelaxanzien gering [6]. Hieraus läßt sich ableiten, daß auch der Effekt einer Änderung der Proteinbindung aufgrund einer höheren Relaxanskonzentration klein ist. Dementsprechend wird heute diskutiert, daß die Proteinbindung für den klinischen Effekt der Muskelrelaxanzien vernachlässigbar ist.

Zur Beschreibung der Effektivität eines Muskelrelaxans ist es üblich, die Dosis anzugeben, die zu 50%, 90% oder 95% des maximal möglichen Effekts, d. h. einer vollständigen Relaxation führt. Insbesondere die Angabe der ED 95 hat sich als sehr praktikabel erwiesen, weil sie etwa der Dosis entspricht, die man für die Intubation nutzen kann. Dividiert man die ED 95 durch das Verteilungsvolumen, gewinnt man einen Anhalt dafür, wie hoch die therapeutische Konzentration sein muß, die man für den gewünschten Effekt benötigt; z. B. liegt sie für Pancuronium bei etwa 0,2 bis 0,3 µg/ml.

Nachdem die ED 95 als initiale Dosis gegeben wurde, muß die Frage beantwortet werden, wie anschließend zu dosieren ist, um eine 95%ige Relaxation aufrechtzuerhalten und eine Kumulation mit verlängerten Relaxationszeiten zu vermeiden. Die erforderliche Infusionsrate erhält man, indem die totale Clearance mit dem gewünschten Blutspiegel multipliziert wird. Ist die gewünschte Plasmakonzentration z. B. 0,2 µg/ml bei einer Plasmaclearance von 5 ml/kg/min, ergibt sich eine Infusionsrate von 1 µg/kg/min.

In der klinischen Praxis muß berücksichtigt werden, daß die Wirkung der Muskelrelaxanzien nicht unveränderlich ist, sondern von verschiedenen Einflußfaktoren modifiziert wird. Üblicherweise beziehen sich Angaben zur Wirkungsdauer auf intravenöse Narkosen, die also z. B. mit Barbituraten und einem Opiat, mit oder ohne N_2O durchgeführt werden. Die volatilen Anästhetika, insbesondere Isofluran und Enfluran, können bei den länger wirkenden Muskelrelaxanzien d-Tubocurarin oder Pancuronium deutliche Linksverschiebungen der Dosis-Effekt-Kurve zu niedrigeren Dosierungen hervorrufen. Bei den kürzer wirksamen Substanzen Vecuronium und Atracurium ist dieser Einfluß weniger deutlich ausgeprägt. Die erforderliche Reduktion der Dosis unter einer Inhalationsanästhesie beträgt etwa 40–60%.

Will man eine Dosisoptimierung für Pancuronium im Rahmen einer Inhalationsanästhesie durchführen, bietet es sich an, wegen der kleineren Clearance und der langsameren Halbwertszeit repetitive Boli und nicht eine Infusion zu applizieren. Aus einer initialen Dosierung von etwa 4–6 mg und einer Repetition von etwa 1 mg Pancuronium im Abstand von jeweils 45 min resultiert eine zufriedenstellende Blutspiegelkurve. Sie liegt im therapeutischen Bereich bei etwa 0,14 µg/ml. Beendet man etwa 45–60 min vor dem Operationsende die Gabe von Pancuronium, so ist seine Wirkung mit Beendigung des chirurgischen Eingriffes weitgehend abgeklungen. Zusätzlich wird der Einfluß des Inhalationsanästhetikums auf die Muskelrelaxation durch die Ausleitung der Narkose geringer.

Wählt man zur Intubation ein nichtdepolarisierendes Muskelrelaxans, so muß man in Abhängigkeit von der gewählten Dosis mehrere Minuten warten, bis der maximale Effekt erreicht ist. Um die Induktion eines neuromuskulären Blockes zu beschleunigen, ist das sog. „Priming"-Prinzip eingeführt worden, das auf einer zweistufigen Relaxansinjektion basiert. Der erste Bolus wird dabei so gewählt, daß im Körper eine Konzentration erzielt wird, die noch keine klinisch nachweisbare Muskelrelaxation hervorruft. Von diesem Konzentrationsniveau aus kann die therapeutische Konzentration schneller und mit einer niedrigeren Dosis als bei der Einzelbolustechnik erzielt werden.

Plasmakonzentrationen von Pharmaka sind nur dann in der Lage, die Konzentration am Wirkort widerzuspiegeln, wenn sich ein Gleichgewicht zwischen beiden rasch einstellt. Für nichtdepolarisierende neuromuskuläre Blocker hinkt der Effekt deutlich hinter der Plasmakonzentration her. Schon Ende der 70er Jahre hat es Untersuchungen zur Anschlagzeit gegeben, d. h. des Zeitintervalls, das von der Injektion bis zum maximalen Effekt vergeht. Stanski untersuchte, wie sich die Kinetik von d-Tubocurarin unter intravenöser Anästhesie und bei verschiedenen Dosierungen von Halothan verändert [7]. Er fand heraus, daß ohne Halothan etwa 5 min und mit Halothan in steigender Dosierung 7–8 min bis zum maximalen Effekt vergingen. Eine mögliche Erklärung ist, daß durch Halothan die Muskeldurchblutung abnahm und dadurch die Ankunft des Relaxans an der motorischen Endplatte verzögert wurde.

Heutzutage ist man bestrebt, dieses Phänomen in ein kinetisch-dynamisches Modell zu integrieren. Stellt man den Effekt in Abhängigkeit von der Blutkonzentration graphisch dar, so resultiert eine Hysterese. Das bedeutet, daß nach der Gabe des Pharmakons die Konzentration im Blut schneller ansteigt als sich der Effekt entwickelt. Später wird der Effekt rascher zunehmen, ohne daß große Konzentrationsänderungen auftreten. Umgekehrt wird, wenn die Konzentration im Blut schon wieder sinkt, der Effekt noch weiter anhalten und erst später wieder gegen Null gehen.

Eine solche Hystereseschleife läßt sich in einem kinetischen Modell berücksichtigen, indem der Wirkort als Biophasekompartiment mit dem üblichen pharmakokinetischen Modell verbunden wird (s. Abb. 2). Bei diesem Effektkompartiment, das nur sehr klein ist, kommt es im wesentlichen auf die Zeitkonstante des Übergangs der Substanz vom zentralen Kompartiment zum Wirkort an.

Die Biophase läßt sich mathematisch durch Minimierung der Hysteresefläche definieren. Dadurch ist der Hystereseeffekt klinisch nicht mehr nachvollziehbar, wenn man den Effekt auf die Konzentration im Effektkompartiment bezieht. Die Verknüpfung zwischen dem kinetischen Modell und dem Effekt läßt sich über eine sigmoide Funktion, z. B. eine Hill-Funktion, erreichen. Dadurch werden neben

Abb. 2. Zweikompartimentmodell mit Biophasekompartiment. Die Substanz wird in das zentrale Kompartiment injiziert, aus dem sie auch eliminiert wird. Der Übertritt vom zentralen Kompartiment zum Wirkort ist der zeitlich limitierende Schritt. Die Konzentration in der Biophase kann über eine Hill-Funktion mit der Pharmakodynamik verknüpft werden

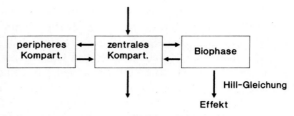

den kinetischen auch pharmakodynamische Modellparameter eingeführt. Die Gesamtzahl der Parameter eines solchen sog. Input-output-Modells läßt sich aus dem Infusions- oder dem Repetitionsregime des Relaxans und dem beobachteten Effekt schätzen.

Dieser Ansatz gestattet es auch, die Relaxansgabe so zu regeln, daß ein beliebig vorzugebendes Relaxationsniveau in engen Grenzen eingehalten wird. Dadurch benötigt man signifikant weniger Relaxans als bei einer repetitiven Dosierung, die intermittierend zu Überdosierungen führt [1]. Dies wird sicherlich in der postoperativen Phase für den Patienten von Vorteil sein. Die „Hardware" eines solchen Regelkreises besteht aus einem Monitor der neuromuskulären Transmission, einer programmierbaren Infusionspumpe und einem Computer, der als Regelmechanismus das programmierte Input-output-Modell enthält. Eine solche Dosierungsstrategie ist v. a. dann sinnvoll, wenn man nicht lange wirkende, gut steuerbare Medikamente verwendet, z. B. Vecuronium oder Atracurium.

Als Schlußfolgerungen ergeben sich hauptsächlich die folgenden 3 Aussagen:

1) Aus pharmakokinetischer Sicht sollten aufgrund der besseren Steuerbarkeit nichtdepolarisierende Muskelrelaxanzien mit kurzer Eliminationshalbwertszeit und hoher Clearance bevorzugt werden.
2) Bei zahlreichen elektiven Eingriffen kann auf die Gabe von Succinylcholin zur Intubation verzichtet werden, insbesondere wenn das „Priming-Prinzip" auf nichtdepolarisierende Muskelrelaxanzien angewendet wird, um die Zeit zwischen der Narkoseeinleitung und der Intubation zu verkürzen.
3) Mit Hilfe eines pharmakokinetisch-pharmakodynamischen Modells läßt sich die Dosierung nichtdepolarisierender Muskelrelaxanzien weiter optimieren.

Literatur

1. Ebeling BJ, Müller W, Tonner P, Olkkola KT, Stoeckel H (1991) Adaptive feedback controlled infusion versus repetitive injections of Vecuronium in patients during isoflurane anesthesia. J Clin Anesth 3:181–185
2. Lee C, Katz RL (1980) Neuromuscular pharmacology – A clinical update and commentary. Br J Anaesth 52:173–188
3. Miller RD (1982) Pharmacokinetics of competitive muscle relaxants. Br J Anaesth 54:161–167

4. Miller RD, Rupp SM, Fisher DM, Cronelly R, Fahey MR, Sohn YJ (1984) Clinical pharmacology of vecuronium and atracurium. Anesthesiology 61:444–453
5. Sear JW (1990) Pharmacodynamics and pharmacokinetics of neuromuscular blocking drugs. In: Agoston S, Bowman WC (eds) Muscle relaxants. Elsevier Science Publ BV (Biomedical Division), pp 457–480
6. Shanks CA (1986) Pharmacokinetics of the nondepolarizing neuromuscular relaxants applied to calculation of bolus and infusion dosage regimens. Anesthesiology 64:72–86
7. Stanski DR, Ham J, Miller RD, Sheiner LB (1979) Pharmacokinetics and pharmacodynamics of d-tubocurarine during nitrous oxide-narcotic and halothane anesthesia in man. Anesthesiology 51:235

Monitoring der neuromuskulären Blockade

R. Hofmockel, G. Benad

Obwohl bereits 1958 Christie [10] und 1959 Churchill-Davidson [11] den Einsatz peripherer Nervenstimulatoren zur Überwachung der neuromuskulären Blockade forderten, wurde diese Form des anästhesiologischen Monitorings erst in den letzten Jahren zunehmend eingesetzt. Ausgelöst nicht zuletzt durch verschiedene Publikationen über Restblockaden im Aufwachraum, die das ausschließlich nach klinischen Kriterien beurteilte Ausmaß der neuromuskulären Blockade kritisch einschätzten [1, 4, 5, 26, 29, 32]. Einer Multizenterstudie in Skandinavien zufolge wurden dort bereits 1988 ein neuromuskuläres Monitoring bei mehr als 30% der 1,4 Mio. erfaßten Anästhesien angewandt [27].

Die fortlaufende Überwachung der neuromuskulären Blockade dient folgenden Zielen:

1) Das Muskelrelaxans soll nach objektiven Kriterien wirkungskontrolliert dosiert werden.
2) Zur Vermeidung eines Muskelrelaxansüberhanges in der postoperativen Phase soll die Rückkehr der normalen neuromuskulären Übertragung exakt erfaßt werden.

Hierfür sind einige Voraussetzungen notwendig, deren Beachtung für die sichere Anwendung dieses Monitorings von entscheidender Bedeutung ist.

Nervenstimulator

Für die Überwachung der neuromuskulären Blockade werden heute einfache periphere Nervenstimulatoren eingesetzt und die Reizantwort wird visuell oder taktil erfaßt und bewertet. An diese Nervenstimulatoren sind folgende Anforderungen zu stellen:

1) Gewährleistung eines Rechteckimulses als Impulsform, da andere Impulsformen zu repetitiven Muskelkontraktionen führen können;
2) Einhaltung einer Impulsbreite von maximal 0,1–0,3 ms, da längere Impulse zu einer direkten Muskelkontraktion führen, die im Elektromyogramm (EMG) bzw. Mechanomyogramm (MMG) einem Depolarisationsblock gleicht;
3) Konstanz des einmal gewählten Stimulationsmusters und

4) Gewährleistung einer Reizintensität von 70–80 mA bei mindestens 1–2 kOhm Belastung.

Dazu ist die Stromstärke, die bereits eine maximale Reizantwort bewirkt, um mindestens 20 mA zu erhöhen, um alle von dem gereizten motorischen Nerven innervierten Muskelfasern zu erfassen, um die bei einer längeren kontinuierlichen Überwachung zunehmende Erhöhung des Hautwiderstandes auszugleichen und um stets eine ausreichende Reizintensität zu garantieren (=supramaximale Reizung).

Stimulationsort

Da im klinischen Routinebetrieb eine Überwachung der eigentlich „interessanten" Muskeln, wie Diaphragma, Larynx- und Pharynxmuskulatur nicht möglich ist, erfolgt in den meisten Fällen eine Erfassung der Reizantworten nach supramaximaler Stimulation des N. ulnaris am M. adductor pollicis oder am M. abductor digiti minimi [2, 3]. Die Stimulationselektroden können am Sulcus n. ulnaris oder zur Vermeidung einer direkten Muskelstimulation (Neugeborene, Säuglinge) besser am distalen Unterarm befestigt werden. Wenn der N. ulnaris operations- oder lagerungsbedingt nicht stimuliert werden kann, so ist z. B. eine Reizung des N. facialis mit einer Erfassung der Kontraktion am M. orbicularis oculi möglich. Es muß jedoch darauf hingewiesen werden, daß dabei zum Teil erhebliche Unterschiede zu den Ergebnissen bei Stimulation des N. ulnaris auftreten, so daß diese Technik nur unter Vorbehalt und bei entsprechender Erfahrung einsetzbar ist [31].

Da die Verbindung von Nerv und Muskel als Modell aufzufassen ist, muß als weitere Voraussetzung ein geeignetes Stimulationsmuster angewandt werden, das unter den Bedingungen unterschiedlicher Relaxationsgrade den klinischen Anforderungen genügt.

Stimulationsmuster

Die Bewertung des Relaxationsgrades erfolgt entsprechend des Stimulationsmusters durch einen Vergleich der Reizantworten des relaxierten Muskels mit einem vor der Relaxation bestimmten Kontrollwert, z. B. Einzelreiz, oder durch den Vergleich einzelner Reizantworten untereinander, die unabhängig vom Ausgangswert sind, z. B. Train-of-four-Stimulation (TOF-Stimulation). Für die klinische Routineanwendung eignen sich v. a. Stimulationsmuster, die ohne einen präoperativen Kontrollwert eingesetzt werden können.

Die nachfolgende Beschreibung beschränkt sich daher auch im wesentlichen auf solche Reizarten, die unabhängig von aufwendigen quantitativen Registriereinrichtungen, wie Elektromyographie, Mechanomyographie und Accelographie, zum klinisch einsetzbaren Monitoring verwendet werden können. In Tabelle 1 sind die heute am häufigsten angewandten Stimulationsmuster zusammengefaßt, die bei bestimmten Stufen der Ausbildung einer neuromuskulären Blockade zu deren semiquantitativen Erfassung eingesetzt werden können.

Tabelle 1. Stimulationsmuster und ihre klinische Anwendung

Stimulationsmuster	Klinische Anwendung
Single Twitch	Erfassung des optimalen Intubationszeitpunktes
Train-of-Four	Erfassung des optimalen Intubationszeitpunktes sowie Aufrechterhaltung und Steuerung der Relaxation
Posttetanic Count	Erfassung der tiefen Relaxation
Double Burst	Nachweis der Erholung von der neuromuskulären Blockade

Einzelreizung (Single-twitch-Stimulation)

Die Einzelreizung oder Single-twitch-Stimulation wird mit einer Reizfrequenz von 0,1–0,15 Hz durchgeführt. Zur schnelleren Bestimmung der optimalen Lage der Stimulationselektroden und zur Festlegung des supramaximalen Reizes wird vielfach eine Frequenz von 1,0 Hz angewandt [3, 35].

Zur Intubation und Aufrechterhaltung der chirurgischen Relaxation sind 5–10% des vor der Gabe des Relaxans bestimmten Kontrollwertes der Muskelkontraktion ausreichend (95–90%iger Block). Das Wiedererreichen des Kontrollwertes kennzeichnet eine ausreichende klinische Erholung der neuromuskulären Blockade.

Die *Vorteile* einer Einzelreizung sind die technisch einfache Anwendung und die Möglichkeit einer kontinuierlichen Überwachung der gesamten Relaxation.

Die *Nachteile* liegen in der Notwendigkeit der Festlegung eines Kontrollwertes vor Beginn der Relaxation, und somit ist nur ein begrenzter Einsatz für die rein taktile oder visuelle Erfassung der Muskelkontraktion möglich. Es kann damit das völlige Ausbleiben von Muskelkontraktionen nach Einzelreizung als Ausdruck einer optimalen Relaxation zur Festlegung des Intubationszeitpunktes herangezogen werden. Weiterhin ist mit dieser Methode der bei der wiederholten Anwendung von Depolarisationsblockern auftretende Übergang vom Phase-1- zum Phase-2-Block nicht nachweisbar [3].

Infolge dieser Nachteile wird dieses Stimulationsmuster heute nur noch selten verwendet.

Vierfachreizung (Train-of-four-Stimulation, TOF-Stimulation)

Die Vierfachstimulation oder Train-of-four-stimulation erfolgt mit 4 im Abstand von 0,5 s (2 Hz) durchgeführten Einzelreizen. Da hierbei keine Erfassung eines Kontrollwertes vor dem Beginn der Relaxation notwendig ist, erfreut sich die von Ali [2] zu Beginn der 70iger Jahre eingeführte TOF-Stimulation heute einer großen Beliebtheit.

Die Reizfolge wird in einem zeitlichen Abstand von mindestens 10–12 s wiederholt, um keine Beeinflussung der Reizantwort des ersten Stimulus durch die vorausgehende Vierfachreizung zu bewirken. Außerdem ist die innerhalb der Vierer-

Monitoring der neuromuskulären Blockade 39

reizung gewählte Frequenz von 2 Hz hoch genug, um das Ermüdungsphänomen („Fade"), d. h. die Abnahme der Amplitude von der 1. zur 4. Reizantwort, als typische Zeichen einer durch Nichtdepolarisationsblocker hervorgerufenen neuromuskulären Blockade deutlich sichtbar zu machen. Die Abbildungen 1 und 2 zeigen einen typischen Verlauf der neuromuskulären Blockade mit TOF-Stimulation nach Applikation eines depolarisierenden und eines nichtdepolarisierenden Muskelrelaxans.

Bewertet werden bei dieser Methode die TOF-Zahl, d. h. die Anzahl der beantworteten Stimuli, und die TOF-Ratio, die sich aus dem Quotienten der 4. zur 1. Reizantwort errechnet [3]. Durch die visuelle oder taktile Erfassung der Train-of-four-Zahl kann ohne quantitatives Monitoring hinreichend genau auf den Grad der neuromuskulären Blockade geschlossen werden. So wird bei der Entwicklung einer neuromuskulären Blockade durch Nichtdepolarisationsblocker bei einer 75 %igen Blockade zunächst die 4. Reizantwort nicht mehr nachweisbar sein (Tabelle 2). Bei einer TOF-Zahl von 1 liegt dann eine ca. 90 %ige Blockade vor, die für die Bestimmung des Zeitpunktes zur Intubation mit Nichtdepolarisations-

Tabelle 2. TOF-Zahl in Abhängigkeit von der neuromuskulären Blockade

TOF-Zahl	Blockade
1	90 %ig
2	80- bis 90 %ig
3	80- bis 75 %ig
4	< 75 %ig

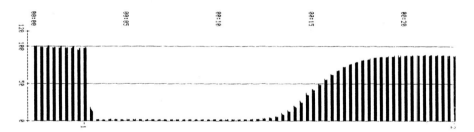

Abb. 1. TOF-Registrierung einer Depolarisationsblockade ohne „Fade"

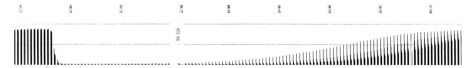

Abb. 2. TOF-Registrierung (EMG) einer Nichtdepolarisationsblockade mit typischer Ausbildung eines „Fade"

blockern gute bis sehr gute Intubationsbedingungen gewährleistet. Eine ausreichende chirurgische Relaxation ist bei einer TOF-Zahl von 1–2 gegeben.

Während die quantitative Ermittlung einer TOF-Ratio von 0,7–0,8 einer adäquaten neuromuskulären Erholung entspricht, ist die Verwendung der TOF-Zahl durch visuelle oder taktile Erfassung nach Untersuchungen von Viby-Mogensen [34] hierfür weniger geeignet. Der „Fade" ist klinisch in dem Bereich einer TOF-Ratio von 0,4–0,7% fast nicht zu differenzieren, so daß bei Anwendung dieser Methode eine Restcurarisierung bei taktiler Bewertung der TOF-Zahl nicht sicher erkannt werden kann.

Daß es bei einem Vergleich zwischen der Einzelreizung und der Bewertung von T1 bei der TOF-Methode in der Entwicklung der neuromuskulären Blockade Unterschiede gibt, wurde von Curran [12] nachgewiesen. Er konnte sowohl für Succinylcholin als auch für Atracurium einen signifikant kürzerer Wirkungseintritt mit der TOF-Methode im Vergleich zur Einzelreizung während der Einleitungsphase feststellen. Als Erklärung für diese Beobachtung sieht Curran [12] die durch TOF-Stimulation gegenüber der Single-twitch-Stimulation verstärkte Muskeldurchblutung, die zu einem schnelleren Wirkungseintritt führen soll.

Tetanische Stimulation

Die tetanische Stimulation ist für die visuelle oder taktile Erfassung ohne Bedeutung, da die Beurteilung des auch hierbei auftretenden „Fade" als Ermüdungszeichen mit Abnahme der Amplitudenhöhe während der Stimulation eines partiell relaxierten Muskels nur quantitativ erfaßt werden kann und zur Bestimmung der Reizantwort ein Kontrollwert notwendig ist [19].

Die tetanische Stimulation erfolgt mit Reizfrequenzen zwischen 30 Hz und 200 Hz und ist die sensitivste Methode zur Erfassung neuromuskulärer Blockaden. Für klinische Untersuchungen wird jedoch zumeist mit einer Frequenz von 50 Hz über 5 s stimuliert. Probleme ergeben sich bei der vergleichenden Beurteilung mit klinischen Zeichen [14]. Weiterhin ist diese Form der Stimulation als äußerst schmerzhaft einzuschätzen.

Posttetanic Count (PTC)

Eine extrem tiefe neuromuskuläre Blockade kann mit der TOF-Stimulation nicht mehr erfaßt werden. In diesem Fall kann aber eine Stimulationsmethode mit einer kurzen tetanischen Reizung und nachfolgender Einzelreizung zur Erfassung der „Posttetanic Facilitation" als Posttetanic Count verwendet werden. Dabei wird die Anzahl der Kontraktionen mit verstärkter Reizantwort zur Bestimmung der Relaxationstiefe nichtdepolarisierender Relaxanzien herangezogen [6, 17, 20, 33]. Hierbei werden nach einer tetanischen Stimulation mit 50 Hz über 5 s nach 3 s Einzelreize mit einer Frequenz von 1 Hz appliziert. Durch die tetanische Stimulation kommt es zu einer maximalen Stimulierung und Freisetzung von Acetylcholin, so daß innerhalb von 1 min nach einer tetanischen Stimulation ein Einzelreiz zu einer

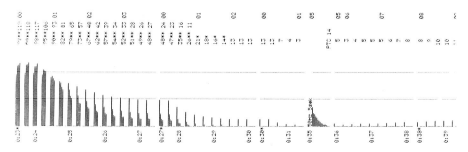

Abb. 3. TOF-Registrierung (Accelograph) mit PTC nach tetanischer Stimulation mit 50 Hz

verstärkten Reizantwort führt. Nach Untersuchungen von Erikson [17] kann mit Hilfe dieser Methode bei ausgeprägten neuromuskulären Blockaden die Zeitspanne bis zum Wiederauftreten einer Beantwortung durch die TOF-Stimulation abgeschätzt werden. So vergehen bei Verwendung langwirkender Relaxanzien bei nur 2 beantworteten posttetanischen Einzelreizen (PTC = 2) ca. 25 min, bei den mittellang wirkenden Relaxantien ca. 7 min bis zum Beantworten einer Train-of-four-Stimulation.

In Abb. 3 ist der Verlauf der Entwicklung einer neuromuskulären Blockade nach Gabe eines Nichtdepolarisationsblockers und Aufzeichnung mit dem Accelographen (Fa. Biometer, Kopenhagen) dargestellt. Diese Registriereinrichtung führt nur dann eine tetanische Stimulation mit PTC aus, wenn kein TOF mehr beantwortet wird. Es ist deutlich zu erkennen, daß nach einem PTC von 14 bereits nach 1 min eine TOF-Zahl von 1 nachweisbar ist.

Double-burst-Stimulation (DBS)

Die Double-burst-Stimulation wird im Rahmen der visuellen und taktilen Erfassung der Reizantwort besonders zur Überwachung der Erholungsphase einer Nichtdepolarisationsblockade eingesetzt. Bei diesem Stimulationsmuster, das von der Arbeitsgruppe um Viby-Mogensen [13, 15, 35] eingeführt wurde, erfolgt die Stimulation mit 2 kurzen tetanischen Impulsen im Abstand von 750 ms. Da bei einer Stimulation mit 50 Hz die tetanischen Reizantworten verschmelzen, werden bei einer sogenannten $DBS_{3,3}$-Stimulation die insgesamt 6 Impulse nur in Form von 2 Reizantworten erfaßt. Durch diese Art der Stimulation ist es möglich, Restblockaden taktil oder visuell besser zu erfassen als nach einer TOF-Stimulation [7, 18].

Bei einem Vergleich der TOF-Stimulation mit der DBS ist deutlich zu erkennen, daß bei gleich ausgeprägten neuromuskulären Blockaden die kurzen tetanischen Stimuli zu einer erheblich größeren Amplitude bei gleichen neuromuskulären Blockaden führen als nach einer TOF-Stimulation (Abb. 4). In mehreren Vergleichsstudien zwischen der TOF-Stimulation und der DBS konnten Brull [8], Gill [18] und Viby-Mogensen [35] zeigen, daß dadurch die taktile Erfassung bestehen-

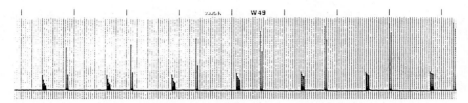

Abb. 4. Vergleich der Reizantworten nach TOF-Stimulation und DBS (MMG)

der Restblockaden mit Hilfe der DBS der Relaxationskontrolle durch TOF-Stimulation überlegen ist.

Die Anwendung des neuromuskulären Monitorings im Aufwachraum kann dadurch auf Probleme stoßen, daß Impulse mit Stromstärken über 30–40 mA vom wachen Patienten als schmerzhaft empfunden werden [8, 9]. Erste Untersuchungen mit geringeren Impulsstärken lassen vermuten, daß bereits ab 20 mA mit einer DBS Ermüdungsphänomene bei geringerer Schmerzintensität gut nachweisbar sind [8]. Die Notwendigkeit für ein neuromuskuläres Monitoring im Aufwachraum kann jedoch schon allein dadurch reduziert werden, daß das intraoperative Monitoring routinemäßig eingesetzt wird.

Quantitatives Monitoring

Letztlich soll noch kurz auf die verschiedenen Methoden des quantitativen Monitorings der neuromuskulären Blockade eingegangen werden. Hierfür stehen 3 verschiedene Methoden zur Verfügung.

Mechanomyographie (MMG)

Die Technik, die heute als Standardmethode zur quantitativen Erfassung der Relaxation für wissenschaftliche Fragestellungen angesehen wird, beruht auf der Messung der Kontraktionskraft unter annähernd isometrischen Bedingungen. Hierbei wird die Kontraktionskraft des M. adductor pollicis nach supramaximaler Stimulation des N. ulnaris registriert und aufgezeichnet. Die aufwendige Meßwertaufnahme erfordert zudem eine Vorspannung des Muskels, die mindestens 300 Pond betragen sollte. Probleme ergeben sich bei dieser Methode häufig durch die komplizierte Fixation der Hand, da Veränderungen der Vorspannung und der Kraftrichtung die Meßergebnisse erheblich beeinträchtigen können.

Elektromyographie (EMG)

Das Prinzip dieser Methode besteht in der Messung des durch supramaximale Stimulation ausgelösten biphasischen Summenaktionspotentials der Muskelmembran, das durch Anlegen von EKG-Oberflächenelektroden am Muskel- und Sehnenansatz abgeleitet wird [28, 30].

Die Ruhigstellung der Hand ist bei dieser Methode wesentlich unkomplizierter, jedoch sollte, um mögliche Elektrodendislokationen zu vermeiden, auch hierbei die Hand fixiert werden. Nachteilig wirkt sich die komplizierte Meßwertverarbeitung aus, die oftmals zu fehlerhaften Registrierungen führt. Weiterhin kann es mit den handelsüblichen EKG-Elektroden nach Untersuchungen von Kalli [22] in bis zu 18 % der Fälle zu erheblichen Problemen bei der Ableitung eines störungsfreien Summenaktionspotentials kommen.

Nachteilig wirkt sich bei der Ableitung des EMG aus, daß oftmals am Ende der Relaxation die Kontrollwerte der T1-Amplituden des TOF nicht mehr erreicht werden.

Der Vergleich der Meßergebnisse zwischen MMG und EMG wurde häufig unterschiedlich beurteilt [16, 23, 24, 36]. So stellte Mortier [28] eine schnellere Erholung der neuromuskulären Blockade im MMG im Vergleich zum EMG fest, während Engbaek [16] in seinen Untersuchungen keinen Unterschied zwischen beiden Methoden beobachtete. Der typische Verlauf einer EMG-Registrierung mit dem Relaxographen (Fa. Datex, Helsinki) mit TOF-Stimulation nach Applikation eines Nichtdepolarisationsblockers ist in Abb. 5 dargestellt.

Accelographie

Die Grundlage dieses Meßprinzips bildet das 2. Newtonsche Gesetz ($K = m \cdot b$). Die Meßwerte werden hierbei von einem piezokeramischen Baustein aufgenommen und anschließend verstärkt [21, 25, 37].

Der entscheidende Vorteil der Accelographie besteht darin, daß dieses Verfahren unkompliziert und wenig zeitaufwendig ist, da die Meßwertaufnahme nur durch das Fixieren des $1{,}0 \times 0{,}5$ cm großen Abnehmers erfolgt und keine weiteren Bedingungen an Vorspannung und Fixation der Hand gestellt werden.

Nach Jensen [21] ergibt sich zwischen der Mechanomyographie und der Accelographie eine sehr gute Korrelation. Wie in Abb. 3 und 6 deutlich zu sehen ist, zeigt das Accelogramm jedoch bei wenig ausgeprägten neuromuskulären Blockaden

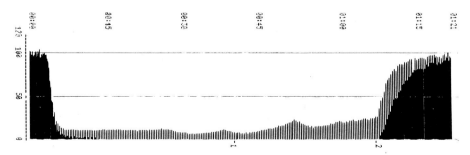

Abb. 5. Typischer Verlauf einer EMG-Registrierung mit TOF

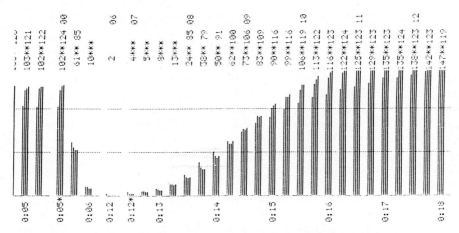

Abb. 6. Accelographische Aufzeichnung einer Depolarisationsblockade mit einer TOF-Ratio > 1 zu Beginn und am Ende der Relaxation

zumeist eine TOF-Ratio von mehr als 1,0, so daß weitere Untersuchungsergebnisse abgewartet werden müssen, bevor diese Methode auch für wissenschaftliche Fragestellungen empfohlen werden kann.

Zusammenfassung

Es kann festgestellt werden, daß mit Hilfe der Train-of-four-Stimulation, dem Posttetanic Count, sowie der Double-burst-Stimulation und der visuellen oder taktilen Erfassung dadurch ausgelöster Muskelkontraktionen eine Optimierung und bessere Steuerung der Relaxation während der Narkose möglich ist und eine erhöhte Sicherheit bei der Erkennung von noch partiell relaxierten Patienten am Ende der Operation und im Aufwachbereich eintritt.

Für exakte wissenschaftliche Untersuchungen ist dagegen eine mechanomyographische oder elektromyographische quantitative Erfassung der durch die genannten Stimulationsmuster ausgelösten Muskelkontraktionen erforderlich. Die Accelographie stellt unter klinischen Bedingungen eine verbesserte Methode zur objektiven Erfassung des Relaxationsgrades dar.

Literatur

1. Andersen BN, Madsen JV, Schurizek BA, Juhl B (1988) Residual curarisation: A comparative study of atracurium and pancuronium. Acta Anaesthesiol Scand 32:79–81
2. Ali HH, Utting JE, Gray C (1970) Stimulus frequency in the detection of neuromuscular block in humans. Br J Anaesth 42:967–976
3. Ali HH (1984) Monitoring of neuromuscular function. Semin Anaesth 3:284–292
4. Bevan DR, Smith CE, Donati F (1988) Postoperative neuromuscular blockade: A com-

parison between Atracurium, Vecuronium, and Pancuronium. Anesthesiology 69:272–276
5. Bevan DR (1990) Neuromuscular monitoring after surgery. Can J Anaesth 37:395–396
6. Bonsu AK, Viby-Mogensen J, Fernando PUE, Muchhal K, Tamilarasan A, Lambourne A (1987) Relationship of post-tetanic count and train-of-four response during intense neuromuscular blockade caused by atracurium. Br J Anaesth 59:1089–1092
7. Braude N, Vyvyan HAL, Jordan MJ (1991) Intraoperative assessment of atracurium induced neuromuscular block using double burst stimulation. Br J Anaesth 67:574–578
8. Brull SJ, Ehrenwerth J, Conelly NR, Silverman DG (1991) Assessment of residual curarization using low-current stimulation. Can J Anaesth 38:164–168
9. Connelly NR, Silverman DG, O'Connor TZ, Brull SJ (1990) Subjective responses to train-of-four and double burst stimulation in awake patients. Anesth Analg 70:650–653
10. Christie TH, Churchill-Davidson HC (1958) Thomas Hospital nerve stimulator in the diagnosis of prolonged apnoea. Lancet 1:776–778
11. Churchill-Davidson HC, Christie TH (1959) The diagnosis of neuromuscular block in man. Br J Anaesth 31:290–301
12. Curran MJ, Donati F, Bevan DR (1987) Onset and recovery of atracurium and suxamethonium-induced neuromuscular blockade with simultaneous train-of-four and single twitch stimulation. Br J Anaesth 59:989–994
13. Drenck NE, Ueda N, Olsen NV, Engbaek J, Jensen E, Skovgaard LT, Viby-Mogensen J (1989) Manual evaluation of residual curarization using double burst stimulation: A comparison with train-of-four. Anesthesiology 70:578–581
14. Dupuis JY, Martin R, Tessonnier JM, Tetrault JP (1990) Clinical assessment of the muscular response to tetanic nerve stimulation. Can J Anaesth 37:379–400
15. Engbaek J, Ostergaard D, Viby-Mogensen J (1989) Double burst stimulation (DBS): A new pattern of nerve stimulation to identify residual neuromuscular block. Br J Anaesth 62:274–278
16. Engbaek J, Ostergaard D, Viby-Mogensen J, Skovgaard LT (1989) Clinical recovery and train-of-four ratio measured mechanically and electrographically following atracurium. Anesthesiology 71:391–395
17. Eriksson LI, Lennmarken C, Staun P, Viby-Mogensen J (1990) Use of post-tetanic count in assessment of a repetitive vecuronium-induced neuromuscular block. Br J Anaesth 65:487–493
18. Gill SS, Donati F, Bevan DR (1990) Clinical evaluation of double-burst stimulation. Anaesthesia 45:543–548
19. Gissen AJ, Katz RL (1969) Twitch, tetanus and posttetanic potentiation as indices of nerve-muscle block in man. Anesthesiology 30:481–487
20. Howardy-Hansen P, Viby-Mogensen J, Gottschau A, Skovgaard LT, Chraemmer-Jorgensen B, Engbaek J (1984) Tactile evaluation of the posttetanic count (PTC). Anesthesiology 60:372–374
21. Jensen E, Viby-Mogensen J, Bang U (1988) The Accelograph: a new neuromuscular transmission monitor. Acta Anaesthesiol Scand 32:49–52
22. Kalli I (1989) Effect of surface electrode positioning on the compound action potential evoked by ulnar nerve stimulation in anaesthethized infants and children. Br J Anaesth 62:188–193
23. Katz RL (1973) Electromyographic and mechanical effects of suxamethonium and tubocurarine on twitch, tetanic and posttetanic responses. Br J Anaesth 45:849–858
24. Kopman AF (1985) The relationship of evoked electromyographic and mechanical responses following atracurium in humans. Anesthesiology 63:208–211
25. May O, Nielsen HK, Werner U (1988) The acceleration transducer – an assessment of its precision in comparison with a force displacement transducer. Acta Anaesthesiol Scand 32:239–243
26. Miller RD (1989) How should residual neuromuscular blockade be detected? Anesthesiology 70:379–380
27. Moller JT, Gisvold SE, Octoloni J, Poloheimo M, Jonsson O, Petersen T (1989) Anaesthesia monitoring practice in Scandinavia – a survey. Acta Anaesthesiol Scand 33:79–80

28. Mortier E, Rolly G (1989) A contribution to the monitoring of neuromuscular blockade: an evaluation of the Datex Relaxograph. Acta Anaesthesiol Belg 40:123–126
29. Pavlin EG, Holle RH, Schoene RB (1989) Recovery of airway protection compared with ventilation in humans after paralysis with curare. Anesthesiology 70:381–385
30. Pugh ND, Kay B, Healy TEJ (1984) Electromyography in anaesthesia. Anaesthesia 39:574–577
31. Sharpe MD, Moote CA, Lam AM, Manninen PH (1991) Comparison of integrated evoked EMG between the hypothenar and facial muscle groups following atracurium and vecuronium administration. Can Anaesth Soc J 38:318–323
32. Viby-Mogensen J, Chraemmer-Jorgensen BC, Ording H (1979) Residual curarization in the recovery room. Anesthesiology 50:539–541
33. Viby-Mogensen J, Howardy-Hansen P, Chraemmer-Jorgensen B, Ording H, Engbaek J, Nielsen A (1981) Posttetanic count (PTC): A new method of evaluating an intense nondepolarizing neuromuscular block. Anesthesiology 55:458–461
34. Viby-Mogensen J, Jensen NH, Engbaek J, Ording H, Skovgaard LT, Chraemmer-Jorgensen B (1985) Tactile and visual evaluation of the response to train-of-four nerve stimulation. Anesthesiology 63:440–443
35. Viby-Mogensen J (1988) Neuromuscular monitoring. Anaesthesia 36:1209–1226
36. Weber S, Muravchick S (1986) Electrical and mechanical train-of-four responses during depolarizing and nondepolarizing neuromuscular blockade. Anesth Analg 65:771–776
37. Werner MU, Nielsen HK, May O, Djernes M (1988) Assessment of neuromuscular transmission by the evoked acceleration response. Acta Anaesthesiol Scand 32:395–400

Anwendung von kompetitiven Muskelrelaxanzien

N. Krieg, R. Hofmockel

Vor 50 Jahren haben Harold Griffith und Enid Johnson erstmals ein Curarepräparat zur intraoperativen Muskelrelaxation eingesetzt. Die Autoren berichten über 25 erfolgreiche Operationen in flacher Cyclopropannarkose und Curarisierung. Das Relaxans, so heißt es euphorisch, sei frei von Nebenwirkungen gewesen. Eine neue Medikamentengruppe hatte Zugang zur Anästhesie gefunden. Muskelrelaxation im Abdominalbereich bedurfte künftig nicht mehr extrem hoher (z. T. lebensgefährlicher) Dosen von Inhalationsanästhetika. Sie konnte bei flacher Allgemeinnarkose durch Gabe von Relaxanzien herbeigeführt werden. Das Prinzip der Komponentennarkose war entdeckt.

In der Folgezeit wurde eine Vielzahl von Relaxanzien mit unterschiedlichem Wirkmechanismus (depolarisierend, kompetitiv) entwickelt. In der klinischen Routine werden heute nur noch einige dieser Substanzen angewendet: Succinylcholin zur Intubation, Alcuronium und Pancuronium bei längerdauernden Eingriffen sowie Vecuronium und Atracurium. Im folgenden werden klinische Aspekte kompetitiver Muskelrelaxanzien beschrieben. Dabei wird den neueren Substanzen Atracurium und Vecuronium besondere Aufmerksamkeit geschenkt.

Intubation mit kompetitiven Muskelrelaxanzien

Das Problem der kompetitiven Muskelrelaxation für Intubationszwecke ist der träge Wirkungseintritt, der auf einer pharmakologischen Eigenschaft dieser Substanzgruppe beruht. Die Zeit, die von Injektion einer Normaldosis bis zur kompletten Unterdrückung der evozierten Daumenzuckung vergeht (Anschlagzeit), beträgt ca. 4–5 min. Zwar ist der Wirkungseintritt im Bereich der Muskulatur des Kopfes und Halses wegen der bevorzugten Perfusion dieser Region rascher, er ist aber mit ca. 3 min noch zu träge. Wünschenswert für Intubationszwecke wären 20–30 s.

Die Anschlagzeit läßt sich mit Hilfe von Dosiserhöhung (z. B. Vecuronium bis 0,25 mg/kg = 4fache Normaldosis) auf ca. 1,5–2 min verkürzen. Dies geht aber zu Lasten der Wirkdauer, die dann auf über 2 h ansteigt [5]. Die Anschlagzeit von Succinylcholin wird nicht erreicht. Trotzdem ist diese Art der Relaxation bei längeren Abdominaleingriffen sinnvoll.

Tabelle 1. Vollblockadedosen kompetitiver Muskelrelaxanzien und zugehörige Priming- bzw. Präcurarisierungsdosen; Vecuronium und Atracurium sind zur Präcurarisierung nicht geeignet, d-Tubocurarin ist zur Intubation nicht geeignet

MR	Vollblockade	Präcurarisierung	Priming
d-Tubocurarin	0,40 mg/kg	0,05 mg/kg	ungeeignet
Alcuronium	0,18 mg/kg	0,025 mg/kg	0,025 mg/kg
Pancuronium	0,08 mg/kg	0,01 mg/kg	0,01 mg/kg
Vecuronium	0,07 mg/kg	ungeeignet	0,01 mg/kg
Atracurium	0,30 mg/kg	ungeeignet	0,05 mg/kg

Das Primingprinzip

Das Primingprinzip (auch „Priming" genannt, nach Foldes 1984 [9]) ermöglicht es, mit Einsatz normaler Dosen die Anschlagzeit auf ebenfalls ca. 2 min zu verkürzen. Das Priming beruht auf der Tatsache, daß die mechanographisch meßbare Muskelrelaxation im Bereich eines Blockadeanteils der Rezeptoren der postsynaptischen Membran von etwa 75–90% stattfindet, kurz gesagt: 75–90% Rezeptorblockade bedeuten 0–100% neuromuskuläre Blockade [20]. Solange weniger als 75% Rezeptoren blockiert sind, laufen vital-motorische Vorgänge wie Atmung und Schutzreflexe noch suffizient ab.

Durch Vorabinjektion einer teilblockierenden Dosis (Primingdosis) wird nun der Anteil Rezeptoren blockiert, der für die lebenserhaltende Motorik nicht benötigt wird. Die Größe der Primingdosis beträgt ca. ⅛ der üblichen Vollblockadedosis. Die Injektion erfolgt zu Beginn der Narkoseeinleitung. Nach Gabe der Einleitmedikamente (also ca. 2–3 min später) wird der Rest der Vollblockadedosis als Bolus injiziert. Die maximale Relaxation stellt sich etwa nach Ablauf von weiteren 2 min ein. Der Patient wird bis zur endgültigen Intubation mit der Gesichtsmaske beatmet. Apnoezeiten von mehr als 1 min sind nicht akzeptabel.

Das Priming bietet dann optimale Intubationsverhältnisse, wenn die injizierte Primingdosis möglichst genau die erwähnte 75%ige Rezeptorblockade herbeiführt. Aufgrund der großen Variabilität der Sensibilität der Patienten gegenüber Muskelrelaxanzien, ist dies, trotz gewichtsbezogener Dosierung, stets nur annähernd zu erreichen. Trotzdem bietet das Priming in den meisten Fällen die Möglichkeit, mit Normaldosen kompetitiver Muskelrelaxanzien bei akzeptablen Anschlagzeiten zu intubieren.

Präcurarisierung

Kompetitive Muskelrelaxanzien werden auch zur Vermeidung von Nebenwirkungen des depolarisierenden Succinylcholin verwendet, d.h. zur sog. Präcurarisierung. Auch zu diesem Zweck injiziert man vor Gabe der Einleitmedikamente ca. ⅛–1/10 einer Vollblockadedosis, um dann die Succinylcholindosis (1 mg/kg) zu injizieren. Bekanntlich antagonisieren zur Präcurarisierung injizierte kompetitive

Muskelrelaxanzien die Wirkung des nachfolgend injizierten Succinylcholin [15], sie führen zu einer Verkürzung der Wirkdauer. Es ist deshalb empfehlenswert, eine um ca. 20% höhere Succinylcholindosis einzusetzen, wenn man die gewohnte Succinylcholinwirkdauer von 5–7 min erreichen will.

Bei Atracurium und Vecuronium ist der genannte Antagonisierungseffekt so stark, daß die Wirkdauer der nachfolgend injizierten Succinylcholins annähernd halbiert wird. Beide Substanzen sind deshalb zur Präcurarisierung nur bedingt geeignet (Krieg, Publikation in Vorbereitung). Die empfohlenen Präcurarisierungsdosen einzelner kompetitiver Relaxanzien entsprechen etwa den Primingdosen (s. Tabelle 1).

Intraoperative Relaxation, Wiederholungsdosen

Beim klinischen Umgang mit kompetitiven Muskelrelaxanzien fällt die große Streubreite der Sensibilität eines Patientenkollektivs gegenüber dieser Substanzgruppe auf [14]. Die Variabilität der Wirkung einer auf das Körpergewicht bezogenen Dosis ist beträchtlich. Die Frage, welche Dosis bei welchem Patienten zu welchem Ausmaß an Blockade führt, ist besonders dann relevant, wenn man die Tatsache der Kurzwirksamkeit einer Substanz ausnutzen will. Relative Überdosierung hat nämlich immer verlängerte Wirkdauer zur Folge.

In Tabelle 1 sind Dosen von Muskelrelaxanzien angegeben, die klinisch als initiale Vollblockadedosen gelten. In den angegebenen Dosierungen rufen die Substanzen nach intravenöser Injektion eine Vollblockade hervor. Die Wirkdauer einer solchen Vollblockade liegt für Pancuronium oder Alcuronium bei etwa 60–90 min, für Atracurium bzw. Vecuronium bei etwa 20–30 min. Leider gelten diese Zahlen, wegen der oben erwähnten Streubreite der Sensibilität der Patienten, nur für etwa 80% eines Kollektivs. Der Rest von ca. 20% teilt sich auf in Unterdosierte und Überdosierte. Die Unterdosierung ist weniger problematisch; will man aber eine Überdosierung vermeiden, so bleibt nur die Injektion der Relaxationsdosis in 2–3 Teildosen, wobei die erste Dosis die Hälfte der anvisierten Gesamtdosis betragen kann. Ein Nervstimulator zur Kontrolle der erreichten Relaxation ist dabei nützlich.

Bei Nachlassen der initialen Relaxation und weiterem Bedarf wird ⅓ der verabreichten Vollblockadedosis nachinjiziert. Man stellt damit erneut etwa den Relaxationsgrad her, der mit der initialen Dosis erreicht wurde. Die mittlerweile recht verbreiteten Relaxationsmonitore geben einen Anhalt, wenn nachinjiziert werden muß, nämlich wenn von 4 Einzelreizen eines Train-of-four gerade 3 beantwortet werden (ca. 25% Erholung).

Wirkungsprofil höherer Dosen

Ein wesentlicher klinischer Vorteil der Substanzen mit schneller Erholungsphase ergibt sich, wenn man sie in höheren Dosen (2- bis 3fache ED 95) appliziert. Die Dosissteigerung verlängert die Gesamtwirkdauer und die Dauer der tiefen Relaxation unproportional stärker, als sie die Erholungsgeschwindigkeit verzögert [14]. Praktisch bedeutet das, daß die rasche Anschlagzeit für die Intubation genutzt werden kann, daß die anschließende lange Phase tiefer Muskelrelaxation eine störungsfreie Operation gewährleistet und daß sich der Patient dann trotzdem innerhalb von 20–30 min voll erholt und extubiert werden kann.

Wirkungsprofil höherer Dosen

Ein wesentlicher klinischer Vorteil der Substanzen mit schneller Erholungsphase ergibt sich, wenn man sie in höheren Dosen (2- bis 3fache ED 95) appliziert. Die Dosissteigerung verlängert die Gesamtwirkdauer und die Dauer der tiefen Relaxation unproportional stärker, als sie die Erholungsgeschwindigkeit verzögert [14]. Praktisch bedeutet das, daß die rasche Anschlagzeit für die Intubation genutzt werden kann, daß die anschließende lange Phase tiefer Muskelraxation eine störungsfreie Operation gewährleistet und daß sich der Patient dann trotzdem innerhalb von 20–30 min voll erholt und extubiert werden kann.

Vergleicht man diesen Wirkungsablauf mit demjenigen einer Alcuronium- oder Pancuroniumdosis gleicher Wirkdauer, so fällt auf, daß aufgrund der trägen Erholungsphase der letztgenannten Substanzen – bei einer Gesamtwirkdauer von 2 h – ca. 1 h Erholungszeit in Kauf genommen werden muß. Die Dauer ausreichender Relaxation (nm-Überleitung > 25 %) und die zugehörige Erholungszeit sind bei diesen Substanzen etwa gleich lang. Bei Injektion einer mehrfachen Vollblockadedosis von Atracurium oder Vecuronium dagegen verschiebt sich dieses Verhältnis deutlich zugunsten der Phase der tiefen Relaxation (Gesamtdauer 2 h, Erholungszeit 30 min, Verhältnis 4:1). Mit anderen Worten: der Wirkungsverlauf einer hohen Vecuronium- oder Atracuriumdosis, mit langer tiefer Relaxation, bei erhaltener schneller Erholungsphase, ist den operativen Erfordernissen besser angepaßt als die zum Teil mangelhafte Relaxation und stets träge Erholungsphase einer gleichlange wirkenden Alcuronium- oder Pancuroniumdosis.

Natürlich können Vecuronium [17] und Atracurium auch zur Vertiefung eines abklingenden Pancuroniumblocks eingesetzt werden (z.B. 2 mg Vecuronium oder 8 mg Atracurium), wenn kurzzeitige Relaxation für den Verschluß der Bauchdecken notwendig wird. Mit beträchtlich verlängerten Erholungszeiten ist nicht zu rechnen.

Perfusorapplikation

Die Muskelrelaxation mit dem Medikamentenperfursor ist ebenfalls möglich. Sie wird vorzugsweise mit den kurzwirksamen Substanzen Atracurium und Vecuronium durchgeführt. 5 min nach Gabe eines initialen Bolus wird mit der Perfusorapplikation begonnen. Richtdosen finden sich in Tabelle 2. Vorteil der Methode ist die kontinuierliche Muskelrelaxation, nachteilig sind die recht hohen Gesamtdosen, die bei Operationsende zu Nachrelaxationsproblemen führen können. Ist eine kontinuierliche tiefe Relaxation aus operationstechnischen Gründen erfor-

Tabelle 2. Initiale Bolusdosis und nachfolgende Perfusordosierung für Pancuronium, Vecuronium und Atracurium

MR	Initialer Bolus	Perfusordosierung
Pancuronium	0,08 mg/kg	0,04 mg/kg/h
Vecuronium	0,07 mg/kg	0,07 mg/kg/h
Atracurium	0,30 mg/kg	0,30 mg/kg/h

derlich und eine Nachbeatmung des Patienten ohnehin vorgesehen, so ist die Perfusorapplikation die Methode der Wahl. Ein präzises neuromuskuläres Monitoring ist dabei unerläßlich. Im Hinblick auf die Sensibilitätsunterschiede der Patienten gegenüber kompetitiven Muskelrelaxanzien muß eine dem wirklichen Bedarf angepaßte Dosierung sichergestellt werden.

Wirkungsbegrenzung, Kumulationseffekte

Die Wirkdauer kompetitiver Muskelrelaxanzien wird im wesentlichen durch Umverteilung der injizierten Substanz vom Rezeptor in unspezifische Gewebekompartimente begrenzt. So lagert sich Pancuronium vorwiegend in das Stützgewebe ein, während Vecuronium zum überwiegenden Anteil in die Leber penetriert. Substanzen, deren Wirkung aber durch Umverteilung begrenzt wird, müssen pharmakologisch betrachtet kumulieren. Sie kumulieren in dem Maße, in dem ihre Konzentration in den Umverteilungsräumen zunimmt. Ob dies auch zu einer klinisch sichtbaren Zunahme der Wirkdauer bzw. der Blocktiefe bei Nachinjektionen führt, ist separat zu diskutieren.

Dem oben beschriebenen pharmakologischen Faktum der „Kumulation" steht der klinisch benutzte Begriff der Kumulationsneigung gegenüber. Letzterer beschreibt nicht die Zunahme der Konzentration in den Umverteilungsräumen, sondern er bezieht sich auf die Anzahl der Repetitionsdosen, die ohne größere Veränderung des Wirkprofils nachinjiziert werden können. Eriksson et al. [8] haben z.B. für Vecuronium gezeigt, daß die Substanz bei bis zu 10 Nachinjektionen (jeweils 0,02 mg/kg Körpergewicht) keine Veränderungen im Wirkungsverlauf zeigte. Sie ziehen daraus den Schluß, daß Vecuronium unter klinischen Bedingungen keine Kumulationsneigung zeigt.

Atracurium nimmt mit seinem Metabolismus eine Sonderstellung unter den kompetitiven Muskelrelaxanzien ein. Das Prinzip der Wirkungsbegrenzung durch Umverteilung gilt für diese Substanz offenbar nicht, vielmehr wird Atracurium zu einem beträchtlichen Teil zu nichtrelaxierenden Metaboliten abgebaut. Der Metabolisierungsvorgang (Hofmann-Elimination und Spaltung durch unspezifische Esterasen) läuft verglichen mit dem Metabolismus von Pancuronium oder Vecuronium um ein Vielfaches schneller ab und ist deshalb offensichtlich wirkungsbegrenzend. Die Substanz zeigt klinisch ebenfalls keine Kumulationsneigung.

Zu erwähnen ist, daß beim Stoffwechsel von Atracurium ein Metabolit entsteht (Laudanosin), der liquorgängig ist und der in hohen Dosen Konvulsionen auslösen kann. Es wird von mehreren Autoren darauf hingewiesen, daß klinische Dosen von Atracurium keine relevanten Mengen von Laudanosin freisetzen.

Nebenwirkungen

Die Kreislaufnebenwirkungen von kompetitiven Muskelrelaxanzien beruhen auf der chemischen Struktur dieser Substanzen. Die strukturelle Ähnlichkeit zwischen den Rezeptoren der neuromuskulären Synapse und den ebenfalls cholinergen Rezeptoren der Synapsen des Vagus und der sympathischen Ganglien führt dazu, daß Muskelrelaxanzien potentiell auch diese Strukturen blockieren können (sog. autonome Blockade). Der Mechanismus führt u. a. zu Tachykardie und Hypotension, über die an anderer Stelle in diesem Band berichtet wird. Ich will mich hier darauf beschränken, auf die enorme Zunahme der therapeutischen Breite hinsichtlich möglicher Kreislaufnebenwirkungen hinzuweisen, die Atracurium und besonders Vecuronium bieten. Erst diese Tatsache macht es möglich, Atracurium oder Vecuronium in 2facher bzw. 3facher Vollwirkdosis zu applizieren und die oben erwähnten Vorteile im Wirkverlauf zu nutzen.

Histaminfreisetzung

Atracurium ist wie d-Tubocurarin und Alcuronium ein Benzyl-Isoquinolin. Substanzen dieser Gruppe sind potentielle Histaminliberatoren. Zwar besitzt Atracurium im Vergleich zu d-Tubocurarin nur noch ⅓ der Freisetzungsaktivität [12], kann aber in größeren Dosen gelegentlich histaminerge Reaktionen auslösen [18]. Bei Patienten mit allergischer Disposition ist deshalb Vorsicht geboten. Vecuronium und Pancuronium sind Steroide. Sie gelten entsprechend ihrer chemischen Struktur nicht als Histaminliberatoren.

Antagonisierung, Monitoring

Besteht zum Ende der Operation eine Apnoe, kann mit Hilfe klinischer Tests eine Nachrelaxation bestätigt oder ausgeschlossen werden. Ist der Patient in der Lage, den Kopf von der Unterlage abzuheben und ihn über 5 s hochzuhalten, bzw. kann er einen Händedruck für ebenfalls 5 s erzeugen, so besteht keine atmungseinschränkende Nachrelaxation mehr [13].

Ist der Patient nicht kooperativ, kann mit Hilfe spezieller Nervenstimulationstests überprüft werden, ob eine Nachrelaxation vorliegt oder die Atemdepression anderer Genese ist (s. Beitrag Hofmockel u. Benad – „Monitoring").

Bestätigt der klinische Test oder der Relaxationsmonitor den Verdacht der Nachrelaxation, so wird mit einem Cholinesterasehemmstoff die Restblockade antagonisiert. Hierzu wird Atropin und Neostigmin im Verhältnis 1:3 bis 1:5 verwendet. Vagusblocker und Cholinesterasehemmstoff können gefahrlos als Mischspritze appliziert werden, da der Wirkungseintritt von Atropin rascher ist als derjenige des Neostigmins. Das Antagonistengemisch wird milliliterweise injiziert, um Nebenwirkungen (Bradykardie, Salivation) möglichst klein zu halten. Eine Gefahr für gerade angelegte intestinale Anastomosen besteht offenbar nicht [2]. Gegebenenfalls wird der Erfolg der Antagonisierung mit dem Relaxationsmonitor überprüft (Train-of-four).

In keinem Fall darf antagonisiert werden, wenn die Spontanerholung noch nicht meßbar begonnen hat, d. h. bei Vollrelaxation. In solchen Fällen muß man sich zu einer protrahierten Ausleitung bzw. zur Nachbeatmung entschließen. Dies ist besonders bei Patienten mit neuromuskulären Erkrankungen angezeigt. Bei dieser Patientengruppe besteht die Gefahr der Depolarisationsblockade [3] durch relativ zu hohe Agonistenkonzentrationen am Rezeptor.

Physiologische und pathologische Gegebenheiten

Es gibt eine Reihe physiologischer und pathologischer Zustände, die die Wirkstärke von kompetitiven Muskelrelaxanzien vergrößern bzw. die Wirkdauer dieser Substanzen verlängern können.

Hohes Lebensalter

Die lange Zeit vertretene Auffassung, daß die Plasmaclearance kompetitiver Muskelrelaxanzien umgekehrt proportional dem Lebensalter ist, kann so nicht aufrechterhalten werden. Vielmehr gilt dies nur für solche Muskelrelaxanzien, deren Kinetik von der Nierenfunktion abhängt, also z. B. für Pancuronium. Für die neuen Relaxanzien Atracurium und Vecuronium ist prinzipiell keine Dosiseinschränkung bei hohem Alter erforderlich, da deren Elimination nierenunabhängig verläuft. Trotzdem sollte hohes Lebensalter nicht nur bei Muskelrelaxanzien zu einer vorsichtigen Dosierung veranlassen.

Tabelle 3. Therapeutische Breite, Dosisverhältnis 95% nm-Blockade/50% autonome Blockade; die therapeutische Breite von Vecuronium (bezogen auf die Vagusblockade) ist 33mal größer als die von d-Tubocurarin. (Mod. nach Miller et al. [16])

MR	Vagus	Ganglien
d-Tubocurarin	1	1
Alcuronium	5	2
Pancuronium	5	125
Atracurium	27	20
Vecuronium	33	125

Hyperventilationsalkalose

Eine durch intraoperative Hyperventilation herbeigeführte Alkalose antagonisiert zunächst teilweise den Relaxansüberhang, ohne ihn zu beseitigen. Wird der betreffende Patient extubiert, so führt die nachfolgend durch Hypoventilation auftretende Azidose zur Potenzierung [10] und zur Auslösung eines Circulus vitiosus, der letal enden kann.

Hypothermie

Hypothermie potenziert die Wirkung von kompetitiven Muskelrelaxanzien. Während der Abkühlungsphase bei kardiopulmonalem Bypass (auf ca. 30 °C Körpertemperatur) vermindert sich der Bedarf an kompetitivem Relaxans auf weniger als die Hälfte (Pancuronium und Vecuronium [4]; Atracurium [7]). Ähnliches gilt natürlich auch für den intraoperativ ausgekühlten Patienten und ist bei Nachinjektionen zu berücksichtigen.

Kompetitive Muskelrelaxanzien bei Sectio Caesarea

In der operativen Geburtshilfe ist Muskelrelaxation mit Succinylcholin wegen potentieller Nebenwirkungen nach wie vor problematisch. Deshalb ist die Frage von Bedeutung, ob die Gabe von Vecuronium oder Atracurium, vor dem Setzen der Nabelschnurklemme, zu klinisch relevanter Relaxation des Neugeborenen führt. Untersuchungen nach Sectio caesarea ergaben, daß nur $1/10$ (Vecuronium [6]) bzw. nur $1/12$ (Atracurium [19]) der mütterlichen Konzentrationen im Serum der Neugeborenen zu finden waren. Baraka et al. [1] haben 1984 berichtet, daß nach Gabe von 0,05 mg Vecuronium/kg KG keine Unterschiede der Apgar-Werte zu finden waren, wenn das Relaxans vor oder nach der Abnabelung injiziert worden war. Eine generelle Empfehlung zur Anwendung von Atracurium oder Vecuronium vor Abnabelung kann allerdings nicht gegeben werden.

Schlußbemerkungen

Ein langer Weg ist seit der ersten Publikation über die Anwendung eines kompetitiven Muskelrelaxans zurückgelegt worden. Das damals verwendete Curarepräparat hatte, im Gegensatz zu der optimistisch verfaßten Erstbeschreibung von Griffith u. Johnson [11], nur eine geringe Blockadewirkung, eine extrem träge Erholungsphase und beträchtliche kardiozirkulatorische Nebenwirkungen. Die Weiterentwicklung der Relaxanzien hat mit Atracurium und Vecuronium zu Substanzen geführt, die bei fast allen klinischen Situationen bzw. pathologischen Zuständen ohne zusätzliche Gefahr für den Patienten eingesetzt werden können.

Das „kompetitve nebenwirkungsfreie Succinylcholin" bleibt eine Forderung der Klinik und eine Herausforderung für die Pharmakologen.

Medikamentenliste:

Freiname (TM)	Handelsname (R)
Alcuronium	Alloferin
Atracurium	Tracrium
Neostigmin	Prostigmin, Neoeserin
Pancuronium	Pavulon
Succinylcholin	Lysthenon, Succicuran
Vecuronium	Norcuron

Literatur

1. Baraka A, Noueihed R, Sinno H, Wakid N, Agoston S (1983) Succinylcholine – vecuronium sequence for cesarean section. Anesth Analg 62:909–913
2. Buzello W, Krieg N, Brobmann GF (1982) Neostigmin und Insuffizienz intestinaler Anastomosen. Anästh Intensivther Notfallmed 17:81–85
4. Buzello W, Krieg N, Schlickewei A (1982) Hazards of neostigmine in patients with neuromuscular disorders. Br J Anaesth 54:529–534
4. Buzello W, Schluermann D, Schindler M et al. (1985) Hypothermic cardiopulmonary bypass and neuromuscular blockade by pancuronium and vecuronium. Anesthesiology 62:201–204
5. Casson WR, Jones RM (1986) Vecuronium induced neuromuscular blockade. The effect of increasing dose on speed of onset. Anaesthesia 41:354–357
6. Dailey PA, Fisher DM, Shnider SM, Baysinger CL, Shinohara Y, Miller RD, Abboud TK, Kim KC (1984) Pharmacokinetics, placental transfer, and neonatal effects of vecuronium and pancuronium administered during cesarean section. Anesthesiology 60:569–574
7. Denny NM, Keenschaw JD (1986) Vecuronium and atracurium infusions during hypothermic cardiopulmonary bypass. Anaesthesia 41:919–922
8. Eriksson LI, Staun P, Cederholm I, Lennmarken C, Löfström JB (1988) Experience with vecuronium during long-lasting surgery. Acta Anaesthesiol Scand 32:619–622
9. Foldes FF (1984) Rapid tracheal intubation with nondepolarizing neuromuscular blocking drugs: The priming principle. Br J Anaesth 55:5–11
10. Funk DI, Crul JF, Pol FN van der (1980) Effects of changes in acid base balance on neuromuscular blockade produced by ORG NC 45. Acta Anaesthesiol Scand 24:119–124
11. Griffith HR, Johnson GE (1942) The use of curare in general anesthesia. Anesthesiology 3:418–420
12. Hughes R, Chapple DJ (1976) Effects of non-depolarizing neuromuscular blocking agents on autonomic mechanisms in the cat. Br J Anaesth, 48:59
13. Johansen SH, Jorgensen M, Molbeck S (1964) Effect of tubocurarine on respiratory and nonrespiratory muscle power in man. J Appl Physiol 19:990
14. Krieg N (1985) Pharmakodynamische Untersuchungen mit Vecuronium. Anaesthesist 34
15. Mayrhofer O (1959) Die Wirksamkeit von d-Tubocurarin zur Verhütung von Muskelschmerzen nach Succinylcholin. Anaesthesist 8:313–315
16. Miller RD, Savarese JJ (1986) Pharmacology of muscle relaxants and their antagonists. In: Miller RD (ed) Anesthesia, 2nd edn. Churchill Livingstone, New York Edinburgh London Melbourne, p 911

17. Nöldge G, Kiss I, Buzello W (1983) Vecuronium oder Succinylcholin zur kurzfristigen Vertiefung einer abklingenden neuromuskulären Blockade durch Pancuronium. Anaesthesist 32:S219–222
18. Scott RPF, Savarese JJ, Basta JS (1986) Clinical pharmacology of Atracurium given in high dose. Br J Anaesth 58:834–838
19. Shaerer ES, Fahy LT, O'Sullivan EP, Hunter JM (1991) Transplacental distribution of atracurium laudanosine and monoquarternary alcohol during elective caesarean section. Br J Anaesth 66:551–556
20. Waud BE, Waud DR (1972) The relation between the response to ,,train-of-four" stimulation and receptor occlusion during competitive neuromuscular block. Anesthesiology 37:413

Muskelrelaxanzien in der Kinderanästhesie

B. POHL

Bereits in den 50er Jahren haben Autoren, wie u. a. Stead [41], Telford und Keats [42] darauf hingewiesen, daß sowohl depolarisierende als auch nicht-depolarisierende Muskelrelaxantien bei pädiatrischen Patienten auf Grund anatomischer und physiologischer Besonderheiten eine gegenüber Erwachsenen unterschiedliche Wirkung aufweisen. Diese Unterschiede lassen sich durch eine Vielzahl von Faktoren erklären (Tabelle 1):

Tabelle 1. Folgende Faktoren beeinflussen die Wirksamkeit der Muskelrelaxantien bei Neugeborenen

---

1. *Unreifes neuromuskuläres System*
   Leitungsgeschwindigkeit der motorischen Nerven verlangsamt
   fetale Rezeptoren mit Acetylcholinsensitivität
   keine ausgereifte motorische Endplatte
   freigesetzte Menge an Acetylcholin verringert
   Reaktionstyp: langsamer Kontraktionstyp (periphere Muskeln)
                 schneller Kontraktionstyp (Diaphragma, Intercostalmuskulatur)
2. *Pharmakokinetik*
   großer Extrazellulärraum
   erhöhte Verteilungsvolumina
3. *Organunreife*
   Leber
   Nieren

Anatomische und physiologische Besonderheiten

Unreife im neuromuskulären System

Das Neugeborene kommt mit einem strukturell und funktionell unvollständig entwickeltem neuromuskulären System zur Welt [1, 3, 7, 8, 13].

Die Myelinisierung der peripheren motorischen Nerven ist bei der Geburt nur teilweise vorhanden. Mit zunehmendem Alter steigt der Grad der Myelinisierung und ist im Verlauf des ersten Lebensjahres nahezu vollständig [38]. Der Reifungsprozeß der peripheren motorischen Nerven führt gleichfalls zu einer Zunahme der zunächst vergleichsweisen langsamen Leitungsgeschwindigkeit [12, 17]. Schulte et al. [38], wie auch Dunn et al. [12] sowie Gamstorf et al. [17] konnten nachweisen, daß die Nervenleitgeschwindigkeit vom Reifegrad des Nervensystems, d. h. vom Konzeptionsalter des Neugeborenen bzw. Frühgeborenen, nicht aber vom Geburtsgewicht, abhängig ist. Schulte et al. [38] ermittelten bei den Frühgeborenen eine Leitungsgeschwindigkeit des Nervus ulnaris von $25{,}9 \pm 4{,}08$ m/s und bei reifen Neugeborenen von $30{,}4 \pm 3{,}40$ m/s. Im Vergleich dazu beträgt die Leitungsgeschwindigkeit des Nervus ulnaris bei Erwachsenen 70–120 m/s.

Zusätzlich findet man bei Neugeborenen fetale Acetylcholinrezeptoren, die die gesamte Muskelmembran besetzen. Erst nach einigen Wochen post partum reduziert sich die Empfindlichkeit gegenüber Muskelrelaxantien auf die motorische Endplatte.

Die postsynaptische Fältelung ist bei Geburt reifer Neugeborener bereits angelegt. Die vollständige Ramifikation und Segmentation erreicht die motorische Endplatte jedoch erst nach dem zweiten Lebensjahr [23, 25]. Die elektrischen Vorgänge der Depolarisation verlaufen in den ersten zwei Lebenswochen verlangsamt. Weiterhin liegt bei den Neugeborenen ein im Vergleich zu Erwachsenen niedrigeres Ruhemembranpotential vor [13].

Obwohl eine größere Anzahl Quanten an den Synapsen freigesetzt wird, enthalten diese jedoch eine geringere Zahl an Acetylcholinmolekülen. Eine wiederholte Stimulation führt zu Transmitterverarmung, d. h. Sicherheitsreserven der neuromuskulären Übertragung sind beim Neugeborenen kaum vorhanden [6]. Im Laufe der ersten drei Monate nimmt die freigesetzte Menge an Acetylcholin um das 2–3fache zu. Den Nachweis des Acetylcholinmangels an der motorischen Endplatte bei Neugeborenen und Säuglingen erklären einige Autoren anhand folgender Ergebnisse. Crumrine und Yodlowski [11] konnten bei Säuglingen unter 12 Wochen im Vergleich zu älteren Säuglingen während einer tetanischen Stimulation von 50–100 Hz im Elektromyogramm (EMG) einen „Fade", d. h. frequenzabhängige Abnahme der Amplitude des abgeleiteten Summenaktionspotentials, beobachten. Koenigsberger et al. [27] wiesen bei Frühgeborenen im EMG bereits ab Stimulationsfrequenzen von 20 Hz und bei ältern Säuglingen ab 50 Hz einen „Fade" nach. Beim Erwachsenen tritt eine durch die Stimulationsfrequenz bedingte Ermüdungsphase nach Stimulationsfrequenzen über 50 Hz auf.

Unreife der Neugeborenenmuskulatur

Postnatal findet ein Größenwachstum mit Strukturveränderung der Muskelfasern sowie eine Zunahme der Muskelmasse statt. Das Reaktionsmuster ändert sich bei den peripheren Muskeln (z. B. bei den Handmuskeln) zunehmend vom langsamen zum schnellen Kontraktionstyp und in umgekehrter Weise bei der Interkostalmuskulatur und dem Diaphragma [8, 19, 26]. Die Muskeln vom langsamen Kontraktionstyp sind auf Grund spezifischer Oxidationsvorgänge durch eine langdauernde Kontraktion ohne Ermüdung gekennzeichnet. Keen et al. [26] wiesen beim Diaphragma Frühgeborener mit einem Gestationsalter unter 37 Wochen zu $9{,}7 \pm 1{,}3\,\%$ langsam kontrahierende Muskelfasern nach, bei reifen Neugeborenen zu 25,0 ± 1,1 % und bei Kindern älter als zwei Jahre zu 54,9 ± 1,3 %. Ähnliche Ergebnisse ermittelten diese Autoren auch bei Untersuchungen der Interkostalmuskulatur [26]. Die schnelle Ermüdbarkeit der Neugeborenenmuskulatur ist damit zu erklären.

Pharmakokinetik

Entsprechend dem vergrößerten Extrazellulärraum im Neugeborenenalter ist auch das Verteilungsvolumen erhöht. Es verändert sich von 44 % des Körpergewichts beim Neugeborenen auf 22 % nach dem ersten Lebensjahr. Die altersentsprechend eingeschränkte Nierenfunktion mit verminderter Filtrationsrate sowie die Organunreife der Leber mit reduzierter Enzymaktivität beeinflussen den Metabolisierungsprozeß der Muskelrelaxantien, wie Vecuronium und Pancuronium, die vorwiegend über die Leber abgebaut werden [2, 14, 28].

Neben den genannten Reifungsprozessen haben eine Reihe *weiterer Faktoren* Einfluß auf den Verlauf der Relaxation (Tabelle 2):

Tabelle 2. Faktoren, die zusätzlich die Relaxation bei Neugeborenen beeinflussen

1. Atemmechanik	*3. Körpertemperatur*
instabiler Thorax	*4. Säure-Basen-Haushalt*
unrentable Atemarbeit	*5. Wasser- und Elektrolythaushalt*
hohes alveoläres „Closing-volume"	*6. Interaktionen mit Pharmaka*
2. kardiovaskuläre Faktoren	
großes Herzzeitvolumen	

1. Atemmechanik. Der instabile Thorax und die unrentable Atemarbeit, bedingt durch die große Totraumventilation und den erhöhten Sauerstoffverbrauch sowie ein hohes alveoläres „closing volume", führen nach Gabe von Muskelrelaxantien zum frühzeitigen Sistieren der Atmung [18].

2. Kardiovaskuläre Faktoren. Das große Herzzeitvolumen bei den Neugeborenen und Säuglingen ist als Ursache für eine Verkürzung der Anschlagzeiten der Muskelrelaxantien in diesen Altersklassen anzusehen. Eine Reduzierung des Herzzeitvolumens und damit verbundene Einschränkung der renalen sowie hepatischen Durchblutung können die Anschlagzeit bzw. die Rückverteilung und Elimination der Muskelrelaxantien verlängern. Angeborene Vitien mit Rechts-Links- bzw. Links-Rechts-Shunt beeinflussen die Onset time, nicht aber die Blocktiefe.

3. Körpertemperatur. Besonders anfällig sind Neugeborene und Säuglinge für hypotherme Zustände, die auf Grund der großen Körperoberfläche im Verhältnis zum Körpergewicht und der fehlenden Wärmeregulation bedingt sind. Neben Veränderungen in der neuromuskulären Übertragung können die metabolischen Abbauprozesse der Muskelrelaxantien beeinflußt werden.

4. Wasser- und Elektrolythaushalt. Die Verteilung der Natrium- und Kalium-Ionen im Intra- und Extrazellulärraum und der damit entstehende Gradient beeinflussen das Ruhemembranpotential, das sich bei Reduzierung des extrazellulären Kaliums erhöht, und als Folge ist eine Zunahme der neuromuskulären Blockade nach Nicht-Depolarisationsblockern zu beobachten [34]. Durch eine Hyperkaliämie wird das Ruhemembranpotential entsprechend vermindert. Bei Zunahme der Magnesium-Ionen- sowie Abnahme der Calcium-Ionen-Konzentration wird die Freisetzung von Acetylcholin am Rezeptor vermindert. Damit tritt eine Verstärkung der neuromuskulären Blockade ein [44].

5. Säure-Basenhaushalt. Störungen des respiratorischen bzw. metabolischen Gleichgewichtes im Sinne einer Azidose verstärken den neuromuskulären Block nicht-depolarisierender Muskelrelaxantien und hemmen die Aufhebung durch Cholinesterasehemmer [24].

6. Interaktionen mit Pharmaka. Bei Durchführung einer Inhalationsnarkose mit Halothan, Isofluran sowie Enfluran muß in jedem Falle mit einer Verstärkung der neuromuskulären Blockade gerechnet werden, deren Ursache multifaktoriell begründet ist. Durch die relativ hohen MAC-Werte für Inhalationsnarkotika im Säuglings- und Kleinkindesalter kann eine stärkere Wirkung auf den neuromuskulären Block im Vergleich zu Erwachsenen erreicht werden.

Nicht zuletzt führt die perioperative Anwendung einer Vielzahl verschiedener Pharmaka, die in einer ausführlichen Übersichtsarbeit von Viby-Mogensen [43] zusammengestellt wurden, zur Beeinflussung der neuromuskulären Blockade. Antibiotika, wie z. B. Aminoglykoside, verstärken die neuromuskuläre Blockade durch eine Reduzierung der Acetylcholinfreisetzung. Bei Anwendung anderer Antibiotika, wie Polymyxin, Lincomyxin und Tetrazykline, tritt eine Verstärkung der neuromuskulären Blockade sowohl durch den genannten präsynaptischen Effekt als auch durch eine Abnahme der Rezeptorsensitivität für Acetylcholin auf [39].

Besonderheiten der verschiedenen Muskelrelaxantien im Kindesalter

Auf Grund der bekannten Nebenwirkungen des Depolarisationsblockers Succinylbischolin, wie Bradyarrhythmie, Hyperkaliämie, Steigerung des intraocularen Drucks, vorübergehende Myoglobinämie und Myoglobinurie, Tachyphylaxie, Phase II Block und der Tatsache, daß Succinylbischolin als eine der bedeutendsten Triggersubstanzen der Malignen Hyperthermie gilt, besteht seit Entwicklung nicht-depolarisierender Muskelrelaxantien der neueren Generation, wie Vecuronium und Atracurium, die Tendenz, diese Relaxantien zur Intubation auch in der Kinderanästhesie zunehmend einzusetzen.

Dennoch bleibt für eine schnelle Intubation bei Aspirationsgefahr der Depolarisationsblocker Succinylbischolin das zur Zeit nach wie vor bevorzugte Muskelrelaxans.

Eine erhöhte Resistenz der Neugeborenen gegenüber Succinylbischolin konnten Stead [41], Cook und Fisher [9] sowie Meakin et al. [29] relaxometrisch bei Berechnung der Dosis in bezug auf das Körpergewicht feststellen. Sie erklärten, daß auf Grund des größeren Extrazellulärraumes und der damit erhöhten Verteilungsvolumina die Konzentration von Succinylbischolin am Rezeptor relativ gering ist. Bei einer Dosisberechnung entsprechend der Körperoberfläche waren keine Unterschiede zu den bei älteren Kindern und Erwachsenen ermittelten Dosen festzustellen. Auf Grund der erhöhten Empfindlichkeit der fetalen Acetylcholin-Rezeptoren könnte man jedoch darauf schließen, daß eine niedrigere Succinylbischolindosis erforderlich wird [23]. Die fetalen Acetylcholinrezeptoren beeinflussen aber den Depolarisationsblock in der Weise, daß zu ihrer Besetzung eine höhere Konzentration am Rezeptor erforderlich ist.

Die beobachtete erhöhte Empfindlichkeit gegenüber Nicht-Depolarisationsblockern von Neugeborenen, Säuglingen und Kleinkindern führte in den 60er Jahren zu einer restriktiven Einstellung gegenüber diesen Pharmaka [4].

So erklärten Bush und Stead [5] 1963 nach Untersuchungen mit d-Tubocurarin, jedoch ohne neuromuskuläres Monitoring, daß der Gebrauch von Muskelrelaxantien bei Neugeborenen unnötig und gefährlich sei. Rückblickend schrieb Gattiger [18] 1980 dazu, daß die alleinige klinische Beurteilung der Wirkung nicht-depolarisierender Muskelrelaxantien sowohl bei der Erfassung des Wirkungseintrittes als auch der Blockrückkehr zu Fehlinterpretationen führen kann. Die großen individuellen Unterschiede hinsichtlich des Dosis-Wirkungseffektes in diesen Altersklassen müssen besonders hervorgehoben werden [15, 21, 30, 31, 35].

Vecuronium

Nach Verabreichung von 70 µg/kg KM Vecuronium ermittelten Fisher und Miller [15] die Onset time und die Wirkungsdauer unter Halothananästhesie bei Säuglingen und Kindern im Vergleich zu einer Erwachsenengruppe (Tabelle 3). Die kurze Anschlagzeit von 1,5 min in der jüngsten Kindergruppe ist aus dem großen Herz-

Tabelle 3. Onset time und Wirkungsdauer nach Verabreichung von Vecuronium in verschiedenen Altersgruppen

Autor	Dosis (µg/kg KM)	Altersgruppe (Jahre)	Onset time (min)	Wirkungsdauer (min)
Fisher et al. 1983 [15]	70	Säuglinge	1,5	73
		Kinder (1–8)	2,4	35
		Erwachsene	2,9	53
Motsch et al. 1985 [35]	70	Säuglinge	1,4	25
		Kinder (1–6)	2,7	18
Pohl et al. 1988 [37]	100	Säuglinge	1,9	24,9
		Kinder (1–4)	1,8	21,8
		Erwachsene	2,8	33,2
Sloan et al. 1991 [40]	400	Kinder (2–8)	0,65	76,3

zeitvolumen, die verlängerte Wirkungsdauer von 73 min (90% Recovery) auf Grund des vergrößerten Extrazellulärraumes, erhöhter Verteilungsvolumina sowie der Organunreife zu erklären. Die beobachtete Verkürzung der Wirkungsdauer bei den älteren Kindern (35 min) ist durch die rasche Eliminationshalbwertszeit bedingt.

Zu ähnlichen Ergebnissen kommen Motsch et al. [35] bei Verwendung der gleichen Vecuroniumdosis in einer Säuglingsgruppe und einer Gruppe 1- bis 6jähriger in Halothannarkose (Tabelle 3). Die Unterschiede in der Wirkungsdauer ergeben sich auf Grund der unterschiedlichen Recovery von 25% im Vergleich zu 90% bei Fisher et al. [15].

Die Bestrebung, mit einem Nicht-Depolarisationsblocker bei Aspirationsgefahr intubieren zu können, veranlaßten Sloan et al. [40], Kindern im Alter zwischen 2–8 Jahren 400 µg/kg KM Vecuronium zu verabreichen (Tabelle 3). Die wesentliche Verkürzung der Onset time auf 39 Sekunden wird jedoch auf Kosten einer langen Wirkungsdauer von 73 min erreicht, die bei den häufig vorkommenden kurzen kinderchirurgischen Eingriffen kaum zu vertreten ist. Dennoch sieht der Autor darin eine reale Möglichkeit, bei bestehender Kontraindikation von Succinylbischolin eine notwendige „Crash-Intubation" durchführen zu können.

Die Wirkungsdauer einer vollständigen neuromuskulären Blockade bis zu einer Spontanerholung auf 90% nach Verabreichung einer kumulativen Vecuronium-Dosis von 100 µg/kg KM bzw. 150 µg/kg KM in unterschiedlichen Altersklassen ermittelte Meretoja [30] (Abb. 1). Die auffallend lange Wirkungsdauer von 58 min nach 100 µg/kg KM bei den Säuglingen im Vergleich zu einer Wirkungsdauer von 18 min bei den Kindern zwischen 3–10 Jahren und 37 min bei den Erwachsenen bestätigen die Ergebnisse der anderen Autoren.

In einer ähnlichen Studie ermittelte Meretoja [31] die Vecuronium-Infusionsrate zur Aufrechterhaltung einer 90–95%igen neuromuskulären Blockade (Abb. 2).

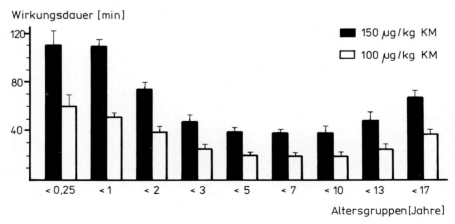

Abb. 1. Wirkungsdauer einer vollständigen neuromuskulären Blockade bis zur Spontanerholung auf 90% nach kumulativer Vecuroniumdosis von 100 µg/kg KM bzw. 150 µg/kg KM in unterschiedlichen Altersgruppen. (Mod. nach Meretoja [30])

Abb. 2. Die notwendige Vecuroniuminfusionsrate zur Aufrechterhaltung eines 90–95%igen neuromuskulären Blocks in unterschiedlichen Altersklassen. (Mod. nach Meretoja [31])

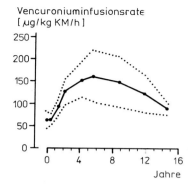

Eine eindeutige Altersabhängigkeit wurde erneut bestätigt. Die niedrigste Infusionsrate fand sich mit 62 µg/kg KM/h bei den Kindern bis zum ersten Lebensjahr und erhöhte sich mit steigendem Alter bis zur Gruppe der 5- bis 7jährigen auf 162 µg/kg KM/h. Bei den 13- bis 17jährigen konnte mit 89 µg/kg KM/h wiederum eine niedrigere Infusionsrate ermittelt werden.

In einer eigenen Studie (Tabelle 3) an Säuglingen und Kleinkindern bis zum 4. Lebensjahr ermittelten wir in Halothan-Lachgas-Sauerstoff-Narkose die Intubationszeit und die Wirkungsdauer nach 100 µg/kg KM Vecuronium. Als Stimulationsmuster wurde die Train-of-four (TOF)-Methode benutzt. Die Intubation erfolgte bei einer TOF-Zahl von 1, entsprechend einem neuromuskulären Block von 90%. Die kurze Intubationszeit bei guten bis sehr guten Intubationsbedingungen in der Säuglingsgruppe (112,3 s) und der Kleinkindergruppe (106,7 s) im Vergleich zu einer Gruppe Erwachsener (167,4 s) mit guten Intubationsbedingungen, können wir bestätigen. Die Intubationszeiten unterschieden sich zwischen den Kindergruppen nicht. Dagegen konnte ein statistisch signifikanter Unterschied von $p < 0,001$ zwischen den Erwachsenen und Säuglingen sowie den Erwachsenen und Kleinkindern ermittelt werden.

Die Wirkungsdauern in der Säuglings- und in der Kleinkindergruppe mit 24,8 min bzw. 21,8 min zeigten keinen Unterschied. Bei den Erwachsenen stellten wir eine statistisch signifikant ($p < 0,01$) längere Wirkungsdauer von 33,2 min fest.

Atracurium

Dosiswirkungskurven von Atracurium ermittelten Meretoja und Wirtavouri [32] bei Neugeborenen, Säuglingen und Kindern über einem Jahr (Abb. 3). Die Dosis Atracurium, die bei Neugeborenen einen neuromuskulären Block von 95% bewirkt, ruft bei den älteren Säuglingen einen von 90% und bei den Kindern über einem Jahr nur einen 70%igen neuromuskulären Block hervor. Im Vergleich zu ihren Untersuchungen mit Vecuronium (Meretoja et al. [33]) stellten die Autoren eine geringere Altersabhängigkeit in der Atracuriumgruppe (Meretoja und Wirtavouri [32]) fest.

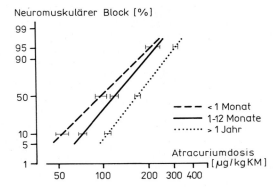

Abb. 3. Dosis-Wirkungs-Kurve von Atracurium bei Neugeborenen, Säuglingen und Kindern >1 Jahr. (Mod. nach Meretoja [32])

Tabelle 4. Onset time und Wirkungsdauer nach Verabreichung von Atracurium in verschiedenen Altersgruppen

Autor	Dosis (µg/kg KM)	Altersgruppe (Jahre)	Onset time (min)	Wirkungsdauer (min)
Goudsouzian et al. 1985 [21]	400	Säuglinge Kinder (1–9)	1,6 2,0	28,4 27,8
Goudsouzian et al. 1987 [22]	600	Kinder (1–7)	2,1	38,8

Nach Verabreichung von 400 µg/kg KM Atracurium ermittelten Goudsuozian et al. [21] die Onset time und Wirkungsdauer bei Säuglingen und Kindern (Tabelle 4). Die kürzeste Anschlagzeit trat wiederum bei den Säuglingen auf. Die geringen, statistisch nicht signifikanten Unterschiede in der Wirkungsdauer werden mit dem Abbauweg über die Hofmann-Elimination erklärt. Durch Erhöhung der Dosis auf 600 µg/kg KM (Tabelle 4) konnte die Anschlagzeit nicht wesentlich verändert werden, es resultierte jedoch eine verlängerte Wirkungsdauer [22].

Nightingale [36] untersuchte die klinische Wirkungsdauer von 500 µg/kg KM Atracurium in drei Neugeborenengruppen (Abb. 4), die nach dem Alter sowie der Körpertemperatur eingeteilt wurden: Die eine Gruppe Neugeborener war älter als 48 Stunden mit normaler Körpertemperatur, eine zweite Gruppe Neugeborener jünger als 48 Stunden bei normaler Körpertemperatur sowie eine weitere Gruppe Neugeborener jünger als 48 Stunden mit einer Körpertemperatur unter 36 °C. Die kürzeste Wirkungsdauer (23,1 ± 3,4 min) wurde bei den normothermen Neugeborenen ermittelt, die älter als 48 Stunden waren. Auffallend ist eine geringere Variabilität in der Wirkungsdauer im Vergleich zu den beiden anderen Gruppen. Bei den jüngeren Neugeborenen mit normaler Körpertemperatur stieg die klinische Wirkungsdauer auf 32,4 ± 8,6 min. Mit Erniedrigung der Körpertemperatur verlängerte sich die Wirkungsdauer auf 47,5 ± 11,8 min.

Auf eine große individuelle Variabilität in der Wirkung der Muskelrelaxantien weist Goudsouzian [20] in einer Untersuchung an eineiigen Zwillingen (Abb. 5)

hin. Die 14 Monate alten Jungen wurden an einem Tag im Abstand weniger Stunden operiert und die individuelle Dosiswirkungskurve ermittelt. Bei dem einen Kind wurde unter gleichen Anästhesiebedingungen eine ED_{95} von 35 µg/kg KM, bei dem anderen eine von 45 µg/kg KM ermittelt. Ein paralleler Verlauf der Dosiswirkungskurve ist jedoch zu erkennen. Die Spontanerholung von 25% auf 75% erfolgte bei einem Zwilling in 22 min, bei dem anderen in 58 min. Der Autor unterstreicht an Hand der Unterschiede in den Dosiswirkungskurven sowie der Wirkungsdauer die Notwendigkeit eines neuromuskulären Monitorings.

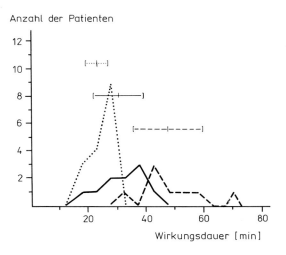

Abb. 4. Klinische Wirkungsdauer nach 500 µg/kg KM Atracurium bei Neugeborenen; (...) Alter >48 h, Körpertemperatur über 36°C; (—) Alter <48 h, Körpertemperatur über 36°C; (---) Alter <48 h, Körpertemperatur unter 36°C. (Mod. nach Nightingale [36])

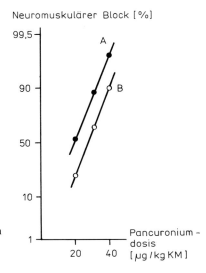

Abb. 5. Dosis-Wirkungs-Kurve von Pancuronium bei eineiigen Zwillingen (*A, B*). (Mod. nach Goudsouzian [20])

Antagonisierung

Durch die erhöhte Empfindlichkeit gegenüber nicht-depolarisierenden Muskelrelaxantien sowie die große individuelle Streuungsbreite ist eine großzügige Dekurarisierung angezeigt. Die Indikation dazu ist wie bei den Erwachsenen erst bei nachgewiesener Spontanerholung gegeben [10]. Die Dosis des Cholinesterasehemmers Neostigmin sollte sowohl bei Säuglingen ab der 3. Woche als auch bei Kindern bis zum 8. Lebensjahr weniger als die Hälfte bis ⅔ der Erwachsenendosis betragen. Dagegen differiert die notwendige Dosis Edrophonium im Vergleich zu der von Erwachsenen nicht. Es muß aber betont werden, daß die Variabilität der Erholung nach Edrophonium bei den paediatrischen Patienten größer ist. Deshalb fordert Cronelly [10] zur Überwachung der Blockaufhebung ein neuromuskuläres Monitoring. Die Unterschiede in der Dosierung liegen nicht in der altersabhängigen Pharmakokinetik der Cholinesterasehemmer begründet, sondern die unterschiedliche Anzahl Rezeptoren, die altersabhängigen Acetylcholinreserven oder die Aktivität der Cholinesterase können nach Meinung Cronellys die Ursache dafür sein.

Die kurzwirkenden Cholinesterasehemmer Edrophonium und Neostigmin, die sich untereinander durch die noch kürzere Anschlagzeit des Edrophoniums unterscheiden, können in einer Dosierung von 250–300 µg/kg KM Edrophonium sowie 20–300 µg/kg KM Neostigmin bei Säuglingen und Kindern zur Anwendung kommen. Auf Grund der muskarinergen Nebenwirkung beider Pharmaka ist eine Gabe von Atropin im Verhältnis 1:2 notwendig.

Neuromuskuläres Monitoring

Bei Anwendung eines quantitativen neuromuskulären Monitorings im Säuglingsalter, wie Elektromyographie, Elektromechanographie oder Accelographie, ist auf Grund der kleinen anatomischen Verhältnisse mit Schwierigkeiten bei der Relaxometrie zu rechnen. Die semiquantitative Methode dagegen, bei der mit Hilfe eines peripheren Nervenstimulators visuell und/oder taktil die Muskelkontraktionskraft bzw. die Anzahl der Kontraktionen des Musculus adductor pollicis brevis erfaßt werden, ist eine klinisch leicht anwendbare Methode und führt bei ausreichender Erfahrung im Vergleich zu klinischen Methoden zu einer objektiveren Einschätzung der neuromuskulären Blockade.

Schlußfolgerung

Bei Anwendung von Muskelrelaxantien in den jüngsten Altersklassen sollten anhand der Ergebnisse verschiedener Autoren und unseren eigenen Erfahrungen folgende Schlußfolgerungen gezogen werden:

1. Die Intubation sollte in allen Altersklassen mit Muskelrelaxantien erfolgen. Das von Friesen et al. [16] nachgewiesene gehäufte Auftreten intracranieller Blutun-

gen besonders bei unreifen Neugeborenen und Frühgeborenen nach Intubation ohne Muskelrelaxantien und Sedierung unterstreicht diese Forderung.
2. Trotz der bekannten Nebenwirkungen des Succinylbischolins hat die Anwendung dieses Depolarisationsblockers für die Intubation bei Aspirationsgefahr auch in der Kinderanästhesie seine Berechtigung. Bei guten bis sehr guten Intubationsbedingungen ist eine Intubation mit den nicht-depolarisierenden Muskelrelaxantien, wie Vecuronium und Atracurium, unter Berücksichtigung der längeren Intubationszeiten jedoch in allen Altersklassen möglich.
3. Der unterschiedliche Entwicklungsstand des neuromuskulären Systems sowie die in Tabelle 1 und 2 genannten Faktoren sind die Ursache für die große individuelle Variabilität der Wirkung der nicht-depolarisierenden Muskelrelaxantien bei Säuglingen und Kleinkindern. Eine prognostische Voraussage bzw. klinische Möglichkeit der Reifebestimmung des neuromuskulären Systems kann bis zum jetzigen Zeitpunkt nicht durchgeführt werden [23], so daß sich daraus nur die Schlußfolgerung zur Verwendung kleiner Testdosen bis zum Erreichen der gewünschten Blocktiefe [14] bei den jüngsten Altersklassen ergibt.
4. Das Intervall der Repetitionsdosen bei Neugeborenen und Säuglingen sollte groß gehalten werden.
5. Eine Dekurarisierung sollte nur bei nachgewiesener Spontanerholung erfolgen.
6. Aus den unter 1–5 zusammengefaßten Besonderheiten erhält die Forderung nach einem neuromuskulären Monitoring insbesondere für Neugeborene und Säuglinge eine besondere Bedeutung.

Literatur

1. Bowmann WC (1980) Prejunctional and postjunctional cholinoceptors at the neuromuscular junction. Anesth Analg 59:935–943
2. Brandom B (1985) Muscle relaxants in children. Seminar in Anesthesia 4:41–45
3. Buller AJ (1966) Developmental physiology of the neuromuscular system. Br Med Bull 22:45–48
4. Bush GH (1963) The use of muscle relaxants in infants and children. Br J Anaesth 35:552–557
5. Bush GH, Stead AL (1962) The use of d-tubocurarine in neonatal anaesthesia. Br J Anaesth 34:721–728
6. Churchill-Davidson HC, Wise RP (1964) The response of the newborn infant to muscle relaxants. Can Anaesth Soc J 11:1–5
7. Close R (1965) Effects of cross-union of motor nerves to fast and slow skeletal muscles. Nature 206:831–832
8. Cook DR (1981) Muscle relaxants in infants and children. Anesth Analg 60:335–343
9. Cook DR, Fisher CG (1975) Neuromuscular blocking effects of succinylcholine in infants and children. Anesthesiology 42:662–665
10. Cronelly R (1985) Muscle relaxant antagonists. Seminars in Anesthesia 4:31–40
11. Crumrine RS, Yodlowski EH (1981) Assessment of neuromuscular function in infants. Anesthesiology 54:29–32
12. Dunn H, Buckler WSTJ, Morrison GCE, Emery AM (1964) Conduction velocity of motor nerves in infants and children. Pediatrics 34:708
13. Fischbach GD, Frank E, Jessel TM, Rubin LI, Schuetze ST (1979) Accumulation of acetylcholine receptors and acetylcholinesterase at newly formed nerve-muscle synapses. Pharmacol Reviews 30:411–428

14. Fisher DM, Keeffe CO, Stanski DR, Cronelly R, Miller RD, Gregory GA (1982) Pharmacokinetics and pharmacodynamics of d-tubocurarine in infants, children and adults. Anesthesiology 57:203–208
15. Fisher DM, Miller RD (1983) Neuromuscular effects of vecuronium (ORG NC 45) in infants and children during N_2O halothane anesthesia. Anesthesiology 58:519–523
16. Friesen RH, Honda AT, Thiemet RE (1987) Changes in anterior fontanel pressure in neonates during tracheal intubation. Anesth Analg 66:874–878
17. Gamstorf J, Shelburn SA (1965) Peripheral sensory conduction in ulnar and median nerves of normal infants, children and adolescents. Acta Paediat Scand 54:309
18. Gattiger R (1980) Muskelrelaxanzien im Kindesalter, insbesondere auch bei Kleinkindern und Säuglingen mit angeborenen Herzfehlern. In: Ahnefeld FW, Bergmann H, Burri C, Dick W, Halmagyi M, Hossli G, Rügheimer E (Hrsg) Muskelrelaxanzien. Springer-Verlag, Berlin Heidelberg New York, S 175–193
19. Goudsouzian NG (1980) Maturation of neuromuscular transmission in the infant. Br J Anaesth 52:205–213
20. Goudsouzian NG (1989) Dose-response to pancuronium in identical twins. Acta Anaesthesiol Scand 33:72–74
21. Goudsouzian NG, Liu LMP, Gionfriddo M, Rudd GD (1985) Neuromuscular effects of atracurium in infants and children. Anesthesiology 62:75–79
22. Goudsouzian NG, Liu LHP, Moss I (1987) The neuromuscular and histamine releasing effects of large intubating doses of atracurium and vecuronium in children. VII Europ Congress of Anaesth Proceedings II. Verlag W Mandrich, Wien München Bern, S 45–48
23. Goudsouzian NG, Stanaert FG (1986) The infant and the myoneural junction. Anesth Analg 65:1208–1217
24. Hunter JM (1987) Adverse effects of neuromuscular blocking drugs. Br J Anaesth 59:46–60
25. Juntunen J, Teravainen H (1972) Structural development of myoneural junction in the human embryo. Histochemistry 32:107–112
26. Keens TG, Bryan AC, Levinson H, Jannuzo CP (1978) Developmental pattern of muscle fiber types in human ventilatory muscles. J Appl Physiol 44:909–915
27. Koenigsberger MR, Patten B, Lovelace RE (1973) Studies of neuromuscular function in the newborn: a comparison of myoneural function in the full term and the premature infant. Neuropädiatrie 4:350–361
28. Matteo RS, Liebermann IG, Salanitre E, McDaniel DD, Diaz J (1984) Distribution, elimination, and action of d-tubocurarine in neonates, infants, children and adults. Anesth Analg 63:799–804
29. Meakin G, McKiernan EP, Morris P, Bauer RD (1989) Dose-response curves for suxamethonium in neonates, infants and children. Br J Anaesth 62:655–658
30. Meretoja OA (1989) Is vecuronium a long-acting neuromuscular blocking agent in neonates and infants? Br J Anaesth 62:184–187
31. Meretoja OA (1989) Vecuronium infusion requirements in pediatric patients during fentanyl-N_2O-O_2 anesthesia. Anesth Analg 68:20–24
32. Meretoja OA, Wirtavouri K (1988) Influence of age on the dose-response relationship of atracurium in paediatric patients. Acta Anaesthesiol Scand 32:614–618
33. Meretoja OA, Wirtavuori K, Neuronen PJ (1988) Age-dependence of the dose-response curve of vecuronium in pediatric patients during balanced anesthesia. Anesth Analg 67:21–26
34. Miller RD, Roderick LL (1978) Diuretic-induced hypokalaemia, pancuronium neuromuscular blockade and its antagonism by neostigmine. Br J Anaesth 50:541–544
35. Motsch J, Hutschenreuter K, Ismaily AJ, von Blohn K (1985) Vecuronium bei Säuglingen und Kleinkindern: Klinische und neuromuskuläre Effekte. Anaesthesist 34:382–387
36. Nightingale DA (1986) Use of atracurium in neonatal anaesthesia. Br J Anaesth 58:32S–36S
37. Pohl B, Hofmockel R, Benad G (1988) Die Verwendung von Vecuronium zur Intubation in der Kinderanästhesie. Vortrag gehalten auf dem 1. gemeinsamen Symposium der

Anästhesiegesellschaften der DDR und der Republik Österreich, 26.–27. 04. 1988, Dresden
38. Schulte FJ, Michaelis R, Linke J, Nolte R (1968) Motor nerve conduction velocity in term, preterm and small-for-dates newborn infants. Pediatrics 42:17–26
39. Singh YN, Marshall IG, Harvey AL (1982) Pre- and postjunctional blocking effects of aminoglykoside, polymyxin, tetracycline and lincosamide antibiotics. Br J Anaesth 54:1295–1306
40. Sloan MH, Lerman J, Bissonnette B (1991) Pharmacodynamics of high-dose vecuronium in children during balanced anesthesia. Anesthesiology 74:656–659
41. Stead AL (1955) The response of the newborn infants to muscle relaxants. Br J Anaesth 27:124–128
42. Telford I, Keats S (1957) Succinylcholine in cardiovascular surgery of infants and children. Anesthesiology 18:841–848
43. Viby-Mogensen J (1985) Interaction of other drugs with muscle relaxants. Seminars in Anesthesia 4:52–64
44. Waud BE, Waud DR (1978) Interaction of potassium and calcium with neuromuscular blocking agents. Anesthesiology 49:A403

Wirkungen von Muskelrelaxanzien auf das Herz-Kreislauf-System *

A.-D. Krüger

Pharmaka, die mit dem Ziel entwickelt werden, die Übertragung an der neuromuskulären Endplatte reversibel zu blockieren, können in die Transmitterprozesse nur eingreifen, wenn Strukturanalogien mit Acetylcholin vorliegen. Da Azetylcholin aber Funktionen als universeller Transmitter im gesamten Nervensystem ausübt, ist nicht zu erwarten, daß die Wirkungen der kompetitiven Blocker auf den Ort der neuromuskulären Transmission beschränkt bleiben. Azetylcholinwirkungen können, ausgehend von an den Rezeptoren angreifenden natürlichen Alkaloiden, in nikotinerge und muskarinerge Wirkungen differenziert werden. Nikotinerge Rezeptoren sind, abgesehen von der neuromuskulären Endplatte, präganglionären autonomen Neuronen, Synapsen des Nebennierenmarks und autonomen Ganglien zuzuordnen. Muskarinerge Rezeptoren sind charakteristisch für postganglionäre parasympathische Nerven, kommen aber auch in postganglionären sympathischen Fasern vor [6, 7, 18].

Sowohl die Freisetzung von Acetylcholin als auch von Noradrenalin als Transmitter an den entsprechenden Synapsen kann durch präsynaptische, sowohl nikotinerge als auch muskarinerge Rezeptoren moduliert werden. Wechselwirkungen mit solchen präsynaptischen cholinergen Rezeptoren wurden auch für Muskelrelaxanzien postuliert [5, 18].

Der Entwicklung moderner Muskelrelaxanzien ist zu verdanken, daß die neuromuskuläre Blockade trotz Eingriff in das cholinerge Rezeptorsystem relativ wenig Nebenwirkungen im autonomen Nervensystem hervorruft. Nebenwirkungen, insbesondere auf das kardiovaskuläre System, sind bei älteren Muskelrelaxanzien von nicht zu unterschätzender klinisch-praktischer Bedeutung. Neue Muskelrelaxanzien beeinflussen das Herz-Kreislauf-System kaum.

Kardiovaskuläre Nebenwirkungen der Muskelrelaxanzien lassen sich prinzipiell in cholinomimetische und cholinolytische – indirekt sympathomimetische – Nebenwirkungen einteilen.

Suxamethonium, auf das in der Praxis nach wie vor nicht verzichtet werden kann, wirkt vorwiegend cholinomimetisch. Die bekannte Bradykardie, im Extremfall Asystolie von kurzer Dauer wird als direkte Einwirkung auf kardiale muskarinerge Rezeptoren erklärt. Möglicherweise kommt der Einfluß auch indirekt über die Stimulierung peripherer Rezeptoren im Karotissinus zustande. In jedem Fall

---

* Herrn Prof. Benad zum 60. Geburtstag gewidmet.

wirkt Suxamethonium parasympathomimetisch; die Nebenwirkungen sind demzufolge mit Atropin zu antagonisieren [6, 26].

Die große Gruppe der kompetitiven Muskelrelaxanzien ist durch zumeist cholinolytische Wirkungen charakterisiert; im wesentlichen werden darunter eine Blockade vorwiegend kardialer muskarinerger Rezeptoren und eine Blockade sympathischer Ganglien verstanden ([7]; s. Tabelle 1). Daneben werden kardiovaskuläre Parameter durch die Hemmung der Wiederaufnahme von Noradrenalin in präsynaptische Granula im Sinne einer sympathomimetischen Wirkung und durch Histaminfreisetzung beeinflußt.

Die Qualität eines Muskelrelaxans in bezug auf seine kardiovaskulären Nebenwirkungen kann danach eingeschätzt werden, ob schon in dem Dosisbereich, der eine neuromuskuläre Blockade hervorruft, merkliche Wirkungen an nikotinergen autonomen Ganglien und an muskarinergen Rezeptoren auftreten.

Die Anwendung von d-Tubocurarin war regelmäßig von Blutdruckabfall und z. T. Tachykardie begleitet, d-Tubocurarin blockt parallel zur neuromuskulären Blockade fast vollständig auch autonome Ganglien, parasympathische Ganglien möglicherweise mehr als sympathische [6, 7, 21, 24, 36]. Das Verhältnis von ganglienblockierender und neuromuskulär blockierender Wirkung läßt sich als Quotient der jeweiligen ED_{50} im Tierexperiment (an der durch sympathische Ganglien innervierten Nickhaut der Katze) quantifizieren. Der Quotient beträgt für d-Tubocurarin 5, für Pancuronium schon 200, für Vecuronium 500 [7]. Eine gewisse Ganglienblockade tritt auch bei Anwendung von Fazadinium auf, während Suxamethonium einen geringen ganglienstimulierenden Effekt haben soll [6]. Allerdings sind die Nebenwirkungen von d-Tubocurarin auf das kardiovaskuläre System

Tabelle 1. Wesentliche kardiovaskuläre Effekte nichtdepolarisierender Muskelrelaxanzien (*dTc* d-Tubocurarin, *Gal* Gallamin, *Alc* Alcuronium, *Faz* Fazidinium, *Pc* Pancuronium, *Vec* Vecuronium, *Atr* Atracurium, *Miv* Mivacurium, *Pip* Pipecuronium, *Dox* Doxacurium). (Mod. nach Buzello [6])

	dTc	Gal	Alc	Faz	Pc	Vec	Atr	Miv	Pip	Dox
Histaminfreisetzung	+++	(+)	(+)	(+)	(+)	−	(+)	(+)	−	−
Blockade der kardialen muskarinergen Rezeptoren	+	++	+	++	+	−	−	−	−	−
Blockade der sympathischen Ganglien	++	(+)	(+)	(+)	−	−	−	−	−	−
Inhibition des neuronalen Reuptakes von Katecholaminen	−	+	−	+	(+)	−	−	−	−	−
Direkte myokardiale Stimulation	−	−	−	−	(+)	−	−	−	−	−
Primäre kardiale Dysrhythmie	−	−	−	−	(+)	−	−	−	−	−

auch ein Beispiel dafür, daß Änderungen von Blutdruck und Herzfrequenz immer als Summationseffekt, evtl. überlagert von Gegenregulationsmechanismen, zustande kommen und im einzelnen keineswegs eine klare Beziehung zwischen Eingriffsort am autonomen Nervensystem und Wirkung auf hämodynamische Parameter gesehen werden kann. Eine weitere wesentliche Rolle bei der Anwendung von d-Tubocurarin spielt die Histaminfreisetzung.

Eine Blockade muskarinerger Rezeptoren wird sowohl durch Pancuronium als auch durch Gallamin und Fazadinium hervorgerufen, weniger durch d-Tubocurarin. Die neueren Muskelrelaxanzien haben keinen meßbaren Einfluß auf kardiale muskarinerge Rezeptoren. Unter klinischen Bedingungen läßt sich die vagolytische atropinartige Wirkung der Muskelrelaxanzien als Herzfrequenzanstieg messen. Pancuronium und Gallamin blockieren außerdem präsynaptische muskarinerge Cholinozeptoren an sympathischen Nervenendigungen. Die sympathische Transmission findet dadurch ungehemmter statt; es kommt zu einer Verstärkung der indirekten sympathomimetischen Wirkung des Relaxans. Auf sympathische Ganglien wirkt Pancuronium insofern ein, als es dort befindliche dopaminerge inhibitorische Neuronen blockiert. Die Transmission durch diese sympathischen Ganglien wird erleichtert. An dieser Stelle soll ebenfalls Gallamin eingreifen [6].

Unter Pancuronium (und Fazadinium) wird der Sympathikotonus zusätzlich durch die Eigenschaft dieser Relaxanzien, die Wiederaufnahme freigesetzten Noradrenalins an noradrenergen Synapsen zu hemmen, gesteigert [6, 11–14]. Diese sog. kokainähnliche Wirkung führt dazu, daß sowohl die Effekte einer normalen sympathischen Reizung als auch einer exogenen sympathischen Reizung und exogen zugeführten Noradrenalins verstärkt werden. Ein direkter Einfluß von Pancuronium auf β-Rezeptoren erscheint fraglich. Die positiv-inotrope Aktion von Pancuronium am Herzmuskelpräparat kann durch Propranolol blockiert werden [27, 29].

Wesentliche Kreislaufwirkungen auch neuerer Muskelrelaxanzien, u.a. Atracurium und Mivacurium, werden durch eine dosisabhängige Histaminfreisetzung aus Mastzellen und basophilen Leukozyten hervorgerufen [1, 9, 19, 20, 37, 38]. Die klassische Vergleichssubstanz in bezug auf Histaminfreisetzung ist d-Tubocurarin. Naguib et al. [32] verglichen d-Tubocurarin mit Pipecuronium und stellten fest, daß die Histaminfreisetzung unter d-Tubocurarin enorm ist, unter Pipecuronium aber keine Histaminfreisetzung auftritt.

Pancuronium und Vecuronium haben ebenfalls keinen Einfluß auf die Histaminfreisetzung. Bezüglich Atracurium verlief die Diskussion zunächst kontrovers; es wurde zunächst die große Kreislaufstabilität unter Atracurium hervorgehoben. Einige Patienten reagierten jedoch mit deutlichem Blutdruckabfall [33].

Inzwischen wurde nachgewiesen, daß Atracurium in Dosen ab 0,4 mg/kg KG als Bolusinjektion verabreicht Histamin in klinisch bedeutsamer Menge – mehr als 1 ng/ml – freisetzt [35, 38].

Nach Vorbehandlung mit Histamin-H_1- und -H_2-Rezeptorenblockern kann der Betrag freigesetzten Histamins signifikant vermindert werden (Adt et al. [1] – Vorbehandlung mit Dimetinden und Cimetidin). Nach Untersuchungen von Tassonyi et al. [37] vermindert eine langsame Injektion von Atracurium zwar nicht die Frequenz geringfügiger dermatologischer und respiratorischer Reaktionen, aber die Höhe der gemessenen Plasmahistaminspiegel.

Tryba et al. [38] weisen darauf hin, daß das Ausmaß der Histaminfreisetzung sowohl von der individuellen Disposition als auch von der Begleitmedikation bestimmt wird. Aus eigener Erfahrung können wir unterstreichen, daß es bei Anwendung mehrerer Medikamente, die gleichzeitig auf die Histaminliberation einwirken, zur klinisch bedeutsamen Histaminausschüttung kommen kann.

In nachdrücklicher Erinnerung ist uns der Fall einer relativ jungen Patientin, die während einer Operation nach Wertheim mit d-Tubocurarin relaxiert wurde und bei der es beim Einlaufen einer Infusion mit modifizierter flüssiger Gelatine (Gelafusal®) zu einer anaphylaktoiden Reaktion vom Schweregrad III kam. Letztlich verstarb die Patientin an den Folgen eines protrahierten Schockgeschehens und unbeherrschter Gerinnungsstörungen [28].

Wirkung von Muskelrelaxanzien auf hämodynamische Parameter unter den Bedingungen klinischer Anwendung

Stark stimulierend wirkende Muskelrelaxanzien, wie Gallamin und Fazadinium, werden nicht mehr eingesetzt. Früher galt hier der Grundsatz, sie zusammen mit Narkotika einzusetzen, die depressiv auf Blutdruck und Herzfrequenz wirken.

Das hauptsächlich in der Kardioanästhesie benutzte Relaxans ist Pancuronium – aus pharmakologischer Sicht möglicherweise zu Unrecht.

Wir haben vor Jahren unsere Form der Narkoseeinleitung bei Koronarpatienten mit noch guter Ventrikelfunktion unter dem Gesichtspunkt untersucht, welchen Einfluß eine vorbestehende β-Rezeptorenblockade ausübt [4, 22]. Patienten, die relativ hochdosiert Propranolol und Talinolol erhalten hatten, wurden solchen gegenübergestellt, bei denen der Vorbehandler eine antianginöse Therapie ohne β-Blockade für indiziert gehalten hatte. Die durchschnittlich applizierten Tagesdosen betrugen für Propranolol $2,33 \pm 0,86$ mg/kg KG, bei Talinolol (kardioselektiver β-Blocker mit geringer ISA ohne membranstabilisierender Wirkung) $2,91 \pm 1,25$ mg/kg KG. Es zeigte sich, daß die Intubation 2–3 min nach Injektion von 100 µg Pancuronium/kg KG zwar problemlos möglich ist, aber einen unerwünschten exzitatorischen Einfluß hat. Der Blutdruckanstieg während der Intubation sowohl mit als auch ohne β-Blockade ist annähernd gleich (Abb. 1). Auch die Herzfrequenz zeigt einen deutlichen Intubationsgipfel (Abb. 2), wobei aber bei Patienten unter β-Rezeptorenblockade das erreichte Frequenzniveau statistisch signifikant geringer ist. Das Niveau des zentralen Venendrucks liegt in der Gruppe mit Talinololvorbehandlung am höchsten, in der Gruppe mit Propranololvorbehandlung am niedrigsten. Statistisch signifikante Unterschiede betreffen nicht den Zeitpunkt nach Intubation (Abb. 3). Das Verhalten der Herzfrequenz beeinflußt deutlich auch die Werte des „Rate Pressure Product" (RPP), das als Parameter zur Abschätzung des myokardialen O_2-Verbrauchs gewählt wurde. In der Gruppe ohne β-Rezeptorenblockervorbehandlung überschreitet das RPP akzeptable Werte (Abb. 4). Die Unterschiede zwischen den Patienten mit und ohne Vorbehandlung als auch innerhalb der beiden Gruppen mit β-Rezeptorenblockervorbehandlung sind statistisch signifikant. Allerdings kann das RPP nur bedingt zur Abschätzung des myokardialen O_2-Verbrauchs herangezogen werden [17, 34].

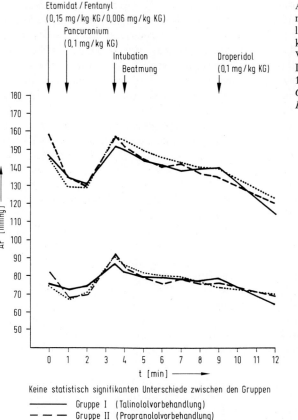

Abb. 1. Koronarpatienten mit bzw. ohne Vorbehandlung mit β-Rezeptorenblockern. (Modifizierte NLA; Verhalten des arteriellen Drucks (AP) nach Gabe von 100 µg Pancuronium/kg KG.) *Gruppe I:* n = 19, *II:* n = 9, *III:* n = 16

Myokardischämien traten im EKG nicht auf. Insgesamt gesehen ist der exzitatorische Einfluß, den die Intubation unter diesem Einleitungsregime ausübt, für Patienten mit eingeschränkter myokardialer O_2-Versorgung nicht akzeptabel. Man kann unterstellen, daß besonders die Wiederaufnahmehemmung von Noradrenalin nach Gabe der Pancuroniumbolusdosis die Wirkung der Intubation auf Kreislaufparameter potenziert. Die β-Blockade ist nicht in der Lage, den im Nettoeffekt sympathomimetischen Einfluß von Pancuronium abzufangen. Es sind zahlreiche Regime vorgeschlagen worden, um den Intubationsstreß zu minimieren, und zwar abgesehen von der Anwendung verschiedener, besonders kurzwirkender β-Blocker wurden vorgeschlagen: die Anwendung von Kalziumantagonisten bzw. Nitropräparaten, die Narkosevertiefung während Intubation und die topische Anwendung von Lidocain [2, 10, 15, 31, 39]. Die Zahl aktueller Publikationen zu diesem Problem beweist, daß es immer noch nicht befriedigend gelöst ist, zumal, wie auch bei unseren Patienten nachweisbar ist, nach Intubation die Kreislaufparameter unakzeptabel abfallen. Auf hämodynamische Wirkungen eines Muskelre-

Abb. 2. Koronarpatienten mit bzw. ohne Vorbehandlung mit β-Rezeptorenblockern. (Modifizierte NLA; Verhalten der Herzfrequenz (*HF*) nach Gabe von 100 μg Pancuronium/kg KG.) *Gruppe I:* n = 19, *II:* n = 9, *III:* n = 16

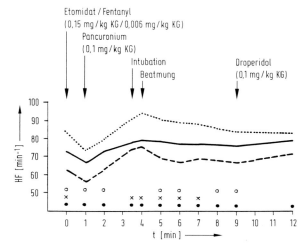

Abb. 3. Koronarpatienten mit bzw. ohne Vorbehandlung mit β-Rezeptorenblockern. (Modifizierte NLA, Verhalten des zentralen Venendrucks (*ZVD*) nach Gabe von 100 μg Pancuronium/kg KG.) *Gruppe I:* n = 19, *II:* n = 9, *III:* n = 16

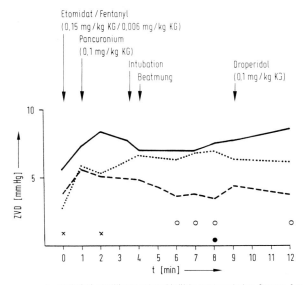

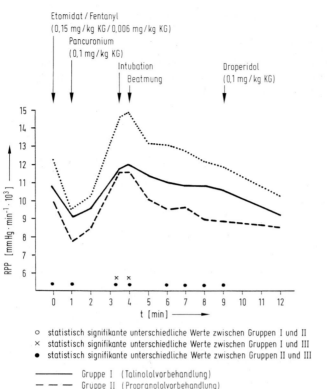

Abb. 4. Koronarpatienten mit bzw. ohne Vorbehandlung mit β-Rezeptorenblockern (Modifizierte NLA, Verhalten des „Rate Pressure Product" (*RRP*) nach Gabe von 150 μg Pancuronium/kg KG.) *Gruppe I:* n=19, *II:* n=9, *III:* n=16

laxans im Rahmen der Einleitung muß sicher stärker geachtet werden. Die Bolusinjektion von Pancuronium mit anschließender schneller Intubation eignet sich sicher nicht. Dagegen halten Günnicker et al. [20] die protrahierte Narkoseeinleitung unter Anwendung von Pancuronium bei Koronarpatienten sowohl im Zusammenhang mit einer modifizierten Neuroleptanalgesie als auch mit der Highdose-Fentanylanästhesie für nicht kontraindiziert.

Bei herzinsuffizienten Patienten im Leistungsstadium III–IV der NYHA haben wir in Übereinstimmung mit Horrow et al. [25] gute Erfahrungen mit einem protrahierten Einleitungsverfahren mit Fentanyl und Pancuronium gemacht. Fentanyl (6 μg/kg KG) und Pancuronium (100 μg/kg KG) werden parallel über einen Zeitraum von 5 min durch Infusion verabreicht. Das Einschlafen wird nach ca. 2 min durch Gabe von 0,15 mg Etomidat/kg KG unterstützt. Maskenbeatmung und anschließende Intubation sind problemlos möglich. Die Kreislaufparameter weisen trotz schlechter Funktion des linken Ventrikels eine bemerkenswerte Stabilität auf.

Für Koronarpatienten mit guter Ventrikelfunktion ist die Gestaltung der Einleitungsphase mit Pipecuronium sehr überzeugend.

Pipecuronium, angewendet nach Intubation im Narkose-Steady-state, bewirkt sowohl während NLA als auch Halothannarkose nur ein geringfügiges Absinken von Blutdruck und Herzfrequenz, das einem vertieften Narkoseniveau zuzuordnen ist [3].

Wenn Pipecuronium bereits zur Intubation in einem analog dem eingangs dargestellten Regime mit Pancuronium angewendet wird, verhalten sich die gemessenen Parameter stabil (Abb. 5–7). Die Daten stammen von 15 Koronarpatienten mit linksventrikulärer Ejektionsfraktion von mehr als 35%. Betrachtet man das Verhalten des zentralen Venendrucks (ZVD) nach Intubation mit Pipecuronium,

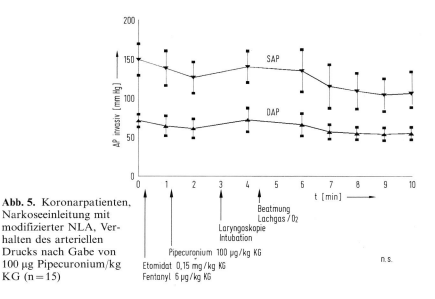

Abb. 5. Koronarpatienten, Narkoseeinleitung mit modifizierter NLA, Verhalten des arteriellen Drucks nach Gabe von 100 µg Pipecuronium/kg KG (n = 15)

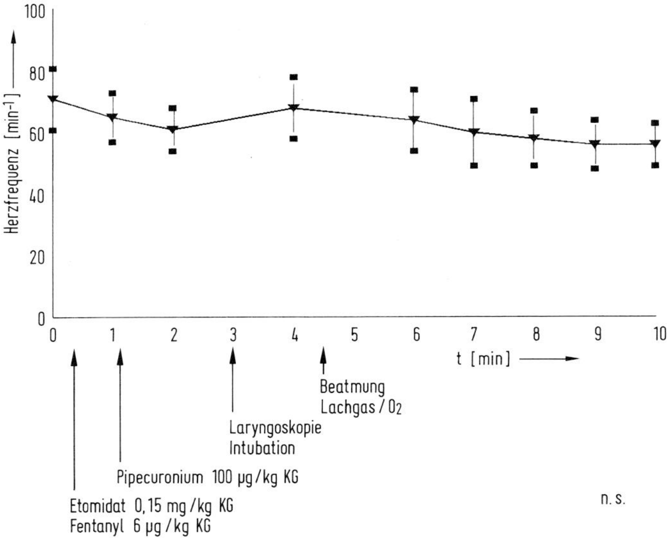

Abb. 6. Koronarpatienten, Narkoseeinleitung mit modifizierter NLA, Verhalten der Herzfrequenz nach Gabe von 100 µg Pipecuronium/kg KG (n = 15)

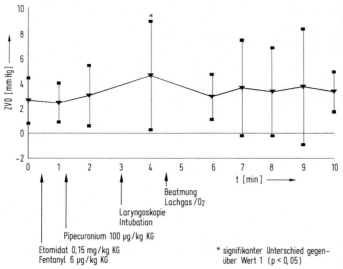

Abb. 7. Koronarpatienten, Narkoseeinleitung mit modifizierter NLA, Verhalten des zentralen Venendrucks nach Gabe von 100 µg Pipecuronium/kg KG (n = 15)

könnte man vermuten, daß die relativ niedrige Herzfrequenz bei der Narkoseeinleitung mit Pipecuronium evtl. doch eine Rolle spielt, so daß bei einer gewissen Nachlaststeigerung ohne Kontraktilitätsanstieg unter Intubation doch ein Ansteigen des ZVD zu beobachten ist, der auch für das β-blockierte Herz unter vergleichbaren Bedingungen beschrieben wurde [23].

Als Relaxans mit bemerkenswerter Stabilität der Herz-Kreislauf-Parameter empfiehlt sich ebenfalls Vecuronium. Das Relaxans verhält sich gegenüber Kreislaufparametern so inert, daß dem verwendeten Narkotikum zuzuordnende Einflüsse nicht mehr antagonisiert werden [17, 30].

Fitzal [17] stellte das Verhalten der Herzfrequenz unter Vecuroniumeinfluß im Narkose-Steady-state einer Halothan- Enfluran- und Neuroleptanästhesie dar. Der deutlichste Abfall der Herzfrequenz war unter Fentanylanästhesie zu erkennen, während in Halothannarkose nur eine gewisse Tendenz zum Frequenzabfall auftrat. Im Verhalten des Blutdrucks ließen sich keine bedeutsamen Veränderungen erkennen. In diesen Untersuchungen wurde Vecuronium mit Pancuronium verglichen und auf den deutlichen Vorteil verwiesen, den kardiale Risikopatienten durch das niedrigere Niveau der Herzfrequenz bei Relaxation mit Vecuronium haben.

Chen et al. [8] verwendeten Vecuronium in steigender Dosierung von 0,1 bis zu 0,4 mg/kg KG. Die Intubation erfolgte anschließend unter zusätzlicher Gabe von 40 µg Fentanyl/kg KG. Unter Vecuronium verblieben alle Kreislaufparameter einschließlich PCWP und „Cardiac Index" auf dem Ausgangsniveau.

Emmott et al. [16] stellten die prinzipiell unterschiedliche Beeinflussung von Aortenmitteldruck und Herzfrequenz durch Vecuronium (0,075 mg/kg KG) und Pancuronium (0,09 mg/kg KG) heraus. Unter Doxacurium (0,037 bzw. 0,075 mg/kg KG) bewegten sich die gemessenen Parameter im mittleren Bereich zwischen den sich extrem verhaltenden Relaxanzien Pancuronium und Vecuronium.

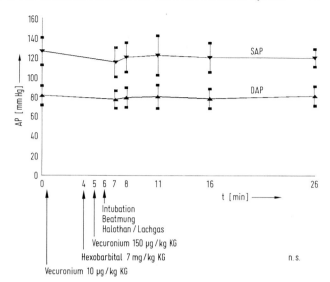

Abb. 8. Verhalten des nichtinvasiv gemessenen arteriellen Drucks in Hexobarbital-Halothan-N_2O-O_2-Narkose nach Injektion von 150 μg Vecuronium/kg KG (n = 14, ASA I–II)

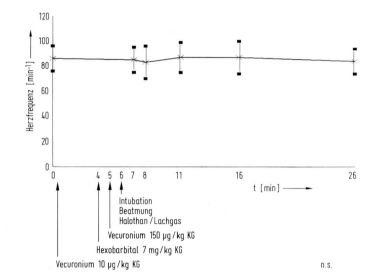

Abb. 9. Verhalten der Herzfrequenz in Hexobarbital-Halothan-N_2O-O_2-Narkose nach Injektion von 150 μg Vecuronium/kg KG (n = 14, ASA I–II)

Messungen an Patienten unserer Klinik (Mehlhose, bisher unveröffentlicht) bestätigten das inerte Verhalten von Vecuronium gegenüber Kreislaufparametern. In Halothannarkose, nach Gabe von Hexobarbital/Vecuronium und Intubation konnten keine signifikanten Änderungen von Blutdruck und Herzfrequenz festgestellt werden (Abb. 8 u. 9). Unter NLA-Bedingungen fiel die Herzfrequenz tendenzmäßig etwas ab, und es konnte ein statistisch signifikanter Abfall des Blutdrucks gemessen werden, der dem Einfluß von Fentanyl zuzuschreiben ist (Abb. 10 u. 11).

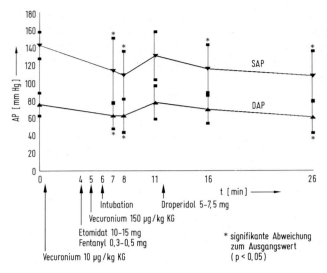

Abb. 10. Verhalten des nichtinvasiv gemessenen arteriellen Drucks in modifizierter NLA nach Injection von 150 µg Vecuronium/kg KG (n = 14, ASA I–II)

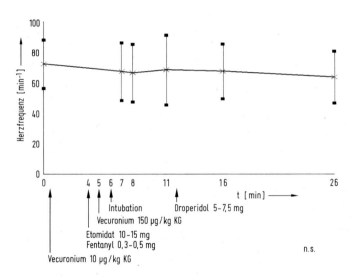

Abb. 11. Verhalten der Herzfrequenz in modifizierter NLA nach Injektion von 150 µg Vecuronium/kg KG (n = 14, ASA I–II)

Schlußfolgerungen

Sowohl Pipecuronium als auch Vecuronium empfehlen sich für die Anwendung bei kardiovaskulär vorgeschädigten Patienten, da sie sich gegenüber dem Kreislaufsystem weitgehend inert verhalten. Die Forderung, aus dem labilen Gleichgewicht von O_2-Angebot und O_2-Bedarf von sowohl Herzmuskel als auch Körperperipherie möglichst schnell in ein stabileres Narkosegleichgewicht zu kommen, ist am besten mit Vecuronium zu erfüllen. Steht die Aspirationsgefahr im Vordergrund, kann unter entsprechenden Sicherheitsvorkehrungen weiterhin Suxamethonium eingesetzt werden. Bei erwünschter leichter sympathomimetischer Stimulation ist Pancuronium nach wie vor ein akzeptiertes Relaxans. Pancuronium gilt unter den Bedingungen einer höher dosierten Opioidanästhesie und protrahierter Narkoseeinleitung für Koronarpatienten nicht als kontraindiziert.

Der kardiale Risikopatient profitiert nach langdauernden Eingriffen von einer Nachbeatmungszeit, in der Temperatur- und Kreislaufstabilität erreicht wird, so daß der Einsatz langwirkender Relaxanzien gut praktikabel ist. Unserer Auffassung nach sollten in der Palette klinisch einsetzbarer Muskelrelaxanzien sowohl langwirkende als auch kurzwirkende kompetitive Blocker vorhanden sein, die minimale Auswirkungen auf das Herz-Kreislauf-System haben. Inwieweit diese Palette zukünftig durch Doxacurium und Mivacurium bereichert werden kann, läßt sich aus unserer Sicht im Augenblick noch nicht beurteilen.

Literatur

1. Adt M, Baumert JH, Reimann HJ (1992) The role of histamine in the cardiovascular effects of atracurium. Br J Anaesth 68:155–160
2. Bachofen M (1988) Dämpfung des Blutdruckanstieges bei der Intubation: Lidocain oder Fentanyl? Anaesthesist 37:156–161
3. Benad G, Hofmockel R (1986) Pipecuroniumbromid (Arduan®) – ein neues nicht-depolarisierendes Muskelrelaxans. Anaesthesiol Reanim 11:297–307
4. Benad G, Krüger AD, Hechler R (1989) Anaesthesieprobleme bei kardiochirurgischen Patienten mit einer Beta-Rezeptorenblocker-Vorbehandlung. medicamentum 30, Heft 2:9–33
5. Bowman WC (1980) Prejunctional and postjunctional cholinoceptors at the neuromuscular junction. Anesth Analg 59:935–943
6. Bowman WC (1982) Non-relaxant properties of neuromuscular blocking drugs. Br J Anaesth 54:147–160
7. Buzello W (1985) Cardiovascular effects of nondepolarizing muscle relaxants. In: Agoston S, Bergmann H, Schwarz S, Steinbereithner K (Hrsg) Beiträge zur Anästhesiologie und Intensivmedizin. Nr. 11: Muskelrelaxantien – Therapeutische Grenzen. Maudrich, Wien München Bern, S 52–58
8. Chen BB, Nyhan DP, Blanck TJJ (1991) Hemodynamic effects and onset time of increasing doses of vecuronium in patients undergoing myocardial revascularization. J Cardiothor Vasc Anesth 5:569–573
9. Choi WW, Mehta MP, Murray DJ, Sokoll MD, Forbes RB, Gergis SD, Abou-Donia M, Kirchner J (1989) Neuromuscular and cardiovascular effects of mivacurium chloride in surgical patients receiving nitrous oxide-narcotic or nitrous oxide-isoflurane anesthesia. Can J Anaesth 36:P641–P650
10. Digh-Nielsen J, Hole P, Lang-Jensen T, Owen-Falkenberg A, Skovsted P (1986) The effect of intranasally administered nitroglycerin on the blood pressure response to laryngoscopy and intubation in patients undergoing coronary artery by-pass surgery. Acta Anaesthesiol Scand 30:23–27
11. Docherty JR, McGrath JC (1977) Potentiation of cardiac sympathetic nerve responses in vivo by pancuronium bromide. Br J Pharmacol 61:472P–473P
12. Docherty JR, McGrath JC (1978) Sympathomimetic effects of pancuronium bromide on the cardiovascular system of the pithed rat: a comparison with the effects of drugs blocking the neuronal uptake of noradrenaline. Br J Pharmacol 64:589–599

13. Docherty JR, McGrath JC (1980) A comparison of the effects of pancuronium bromide and its monoquaternary analogue, OrgNC45, on automic and somatic neurotransmission in the rat. Br J Pharmacol 71:225–233
14. Domenech JS, Garcia RC, Sasiain JMR, Loyola AQ, Oroz JS (1976) Pancuronium bromide: an indirect sympathomimetic agent. Br J Anaesth 48:1143–1148
15. Ebert JP, Pearson JD, Gelman S, Harris C, Bradley EL (1989) Circulatory responses to laryngoscopy: the comparative effects of placebo, fentanyl and esmolol. Can J Anaesth 36:301–306
16. Emmott RS, Bracey BJ, Goldhill DR, Yate PM, Flynn PJ (1990) Cardiovascular effects of doxacurium, pancuronium and vecuronium in anaesthetized patients presenting for coronary artery bypass surgery. Br J Anaesth 65:480–486
17. Fitzal S (1985) Vecuronium bei Patienten mit koronarer Herzkrankheit. In: Agoston S, Bergmann H, Schwarz S, Steinbereithner K (Hrsg) Beiträge zur Anaesthesiologie und Intensivmedizin. Nr. 11: Muskelrelaxantien – Therapeutische Grenzen. Maudrich, Wien München Berlin, S 121–130
18. Freitag B (1987) Ausgewählte Arzneimittel in der Anästhesie und Intensivtherapie, 1. Aufl. Verlag Volk und Gesundheit, Berlin
19. Goldhill DR, Whitehead JP, Emmott RS, Griffith AP, Bracey BJ, Flynn PJ (1991) Neuromuscular and clinical effects of mivacurium chloride in healthy adult patients during nitrous oxide-enflurane anaesthesia. Br J Anaesth 67:289–295
20. Günnicker M, Freund U, Hirche H, Pohlen G, Scherer R, Heß W (1990) Hämodynamik und myokardiale Energiebilanz koronarchirurgischer Patienten unter High Dose Fentanyl-Pancuronium und unter modifizierter Neurolept-Pancuronium-Anaesthesie. Anaesthesist 39:406–411
21. Healy TEJ, Palmer JP (1982) In vitro comparison between the neuromuscular and ganglion blocking potency ratios of atracurium and tubocurarine. Br J Anaesth 54:1307–1311
22. Hechler R (1986) Probleme der Narkoseeinleitung bei kardiochirurgischen Patienten mit hochdosierter Beta-Rezeptoren-Vorbehandlung. Diplomarbeit, Universität Rostock
23. Heß W, Brückner JB, Müller-Busch C, Schulte-Sasse U (1982) Hämodynamik und Energiebilanz beta-blockierter Herzen während einer Erhöhung der linksventrikulären Nachlast. Anästhesist 31:119–123
24. Hilgenberg JC (1983) Comparison of the pharmacology of vecuronium and atracurium with that of other currently available muscle relaxants. Anesth Analg 62:524–531
25. Horrow JC, Abrams JT, van Riper DF, Lambson DL, Storella RJ (1991) Ventilatory compliance after three sufentanil – pancuronium induction sequences. Anesthesiology 75:969–974
26. Hunter JM (1987) Adverse effects of neuromuscular blocking drugs. Br J Anaesth 59:46–60
27. Ivankovich AD, Miletich DJ, Albrecht RF, Zahed B (1975) The effect of pancuronium on myocardial contraction and catecholamine metabolism. J Pharm Pharmacol 27:837–841
28. Krüger AD, Lange G (1981) Anaphylaktoide Reaktion auf Gelafusal®. In: Kongreßband anaesthesia 81 – 8. Kongreß der Gesellschaft für Anästhesiologie und Reanimation der DDR, S 491–498
29. Lake CL (1985) Cardiovascular anesthesia. Springer, Berlin Heidelberg New York Tokyo
30. Mellinghoff H, Diefenbach C, Buzello W (1991) Auswahlkriterien für den Einsatz von Muskelrelaxanzien. Anaesthesist 40:S241
31. Mikawa K, Maekawa N, Goto R, Kaetsu H, Hasegawa M, Yaku H, Obara H (1991) Effects of pindolol on the cardiovascular response to tracheal intubation. Br J Anaesth 67:416–420
32. Naguib M, Abdulatif M, Absood A (1991) Comparative effects of pipecuronium and tubocurarine on plasma concentrations of histamine in humans. Br J Anaesth 67:320–322
33. Philbin DM, Machaj VR, Tomichek RC, Schneider RC, Alban JC, Lowenstein E,

Lineberry CC (1983) Haemodynamic effects of bolus injections of atracurium in patients with coronary artery disease. Br J Anaesth 55:S131–S138
34. Saur P, Kettler D, Sonntag H (1991) Hämodynamische Parameter zur Abschätzung des myokardialen Sauerstoffverbrauchs in der Anaesthesie. Anaesthesist 40:7–13
35. Sokoll MD, Gergis SD, Mehta M, Kemmotsu O, Rudd DL (1983) Haemodynamic effects of atracurium in surgical patients under nitrous oxide, oxygen and isoflurane anaesthesia. Br J Anaesth 55:S77–S79
36. Stoelting RK (1972) The hemodynamic effect of pancuronium and d-tubocurarine in anesthetized patients. Anesthesiology 36:612–615
37. Tassonyi E, Gaumann D, Polla B (1991) Atracurium: Nebenwirkungen und Histaminfreisetzung. Anaesthesist 40:S242
38. Tryba M, Triene M, Wruck G, Zenz M (1988) Kardiovaskuläre Reaktionen und Histaminfreisetzung nach Atracurium – ein Problem der Dosis? Anaesthesist 37:483–488
39. Yaku H, Mikawa K, Maekawa N, Obara H (1992) Effects of verapamil on the cardiovascular responses to tracheal intubation. Br J Anaesth 68:85–89

Muskelrelaxanzien bei Leber- und Nierenerkrankungen

H. G. Kress

Leber und Nieren sind die wesentlichen Eliminationsorgane des Körpers. Erkrankungen dieser Organe beeinflussen zwangsläufig die Pharmakokinetik von Muskelrelaxanzien in Abhängigkeit vom Ausmaß der Beteiligung von Leber und/oder Nieren am globalen Exkretionsprozeß ([17]; Abb. 1). Da bei Muskelrelaxanzien eine recht enge quantitative Beziehung zwischen Plasmaspiegel und Wirkung an der motorischen Endplatte besteht, ist durch eine Änderung der Eliminationskinetik auch eine entsprechende Änderung der Wirkdauer dieser Substanzen zu erwarten [20]. Der Anästhesist muß deshalb bei der Wahl eines Muskelrelaxans, seiner kalkulierten Dosis und einer eventuellen Antagonisierung auf die veränderte Pharmakokinetik bei Funktionseinschränkungen von Leber und Niere Rücksicht nehmen [9, 20, 21].

Daneben sind auch Änderungen der Pharmakodynamik, also der spezifischen Interaktion der Muskelrelaxanzien mit dem Erfolgsorgan, bei Leber- und Nierenerkrankungen denkbar, z. B. im Sinne einer Verschiebung der Dosis-Wirkungs-Kurve. Die motorische Endplatte, der eigentliche Wirkort, ist jedoch im Patienten nicht direkt zugänglich. Pharmakodynamische Effekte von Leber- und Nierenerkrankungen sind daher nur schwer zu erfassen und entsprechend wenig untersucht. Sie scheinen aber, wenn überhaupt, nur eine untergeordnete Rolle zu spielen [9, 21].

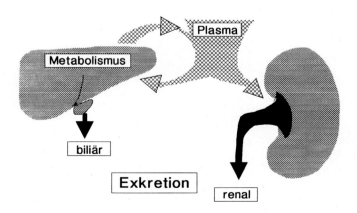

Abb. 1. Haupteliminationswege von Muskelrelaxanzien im Organismus: Leber, Niere, plasmatische Spaltung

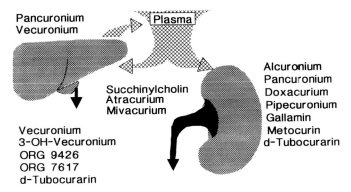

Abb. 2. Unterschiedliche Bedeutung von Leber, Niere und plasmatischer Spaltung für Muskelrelaxanzien (Erläuterungen s. Text)

Renale Exkretion, Aufnahme und Biotransformation in der Leber sowie biliäre Exkretion bestimmen die klinische Wirkdauer der einzelnen Relaxanzien in ganz unterschiedlichem Ausmaß ([20]; Abb. 2). Einige Substanzen werden zudem primär im Plasma und/oder Gewebe abgebaut, z. B. durch Serumcholinesterasen oder durch die enzymunabhängige Hofmann-Elimination (Abb. 2).

Niere und Muskelrelaxanzien

Muskelrelaxanzien liegen bei physiologischem pH-Wert fast vollständig ionisiert als quaternäre Ammoniumverbindungen vor [17]. Sie sind nur wenig an Plasmaproteine gebunden [9, 20] und daher gut dialysierbar, d. h. über eine Dialysebehandlung auch beim Niereninsuffizienten eliminierbar. Gesunde Nieren können prinzipiell alle Relaxanzien mit der gleichen Filtrationsrate von 1–2 ml kg KG^{-1} min^{-1} klären; dies entspricht ungefähr der normalen glomerulären Filtration.

Wie in Abb. 2 dargestellt, variiert der renale Anteil an der Gesamtelimination je nach Relaxans ganz erheblich. Während die Relaxanzien Gallamin, Metocurin, Alcuronium, Pancuronium, Doxacurium oder Pipecuronium überwiegend oder fast ausschließlich renal ausgeschieden werden, spielen zusätzlich extrarenale Prozesse bei Tubocurarin, Pancuronium, Vecuronium, Atracurium und Mivacurium eine immer größere Rolle (Abb. 2). Für Vecuronium, Atracurium und Mivacurium tritt beim Gesunden die renale Elimination ganz in den Hintergrund [21, 30].

Succinylcholin

Bis vor etwas mehr als 10 Jahren hatte ein Anästhesist nur ein einziges nierenunabhängig eliminiertes Relaxans zur Verfügung: das depolarisierende Relaxans Succinylcholin. Succinylcholin wird im Blut (nicht jedoch an der myoneuralen Synapse) rasch durch das Enzym Serumcholinesterase (Pseudocholinesterase) zu Succinylmonocholin hydrolysiert, welches dann etwas langsamer zu Cholin und Bernsteinsäure abgebaut wird [17].

Aufgrund seiner Unabhängigkeit von biliärer und renaler Exkretion bleibt es nach wie vor ein geeignetes Relaxans für niereninsuffiziente Patienten, birgt aber wegen seiner K^+-freisetzenden Potenz und dem Risiko des Phase-II-Blocks bzw. Dualblocks bei längerer hochdosierter Anwendung auch Gefahren [17, 21, 22].

In der Literatur wurden mehrfach massive K^+-Anstiege im Plasma unter Succinylcholin beschrieben [13, 17, 22, 29]; systematische Untersuchungen bei Patienten mit Nierenversagen zeigten jedoch keine besondere Empfindlichkeit Niereninsuffizienter für diese K^+-freisetzende Wirkung. Miller et al. [22] und Powell et al. [29] fanden Serumkaliumanstiege um lediglich 0,1–0,25 mmol/l. Dies ist bei K^+-Plasmakonzentrationen unter 5,5 mmol/l und Beachtung der bekannten Kontraindikationen [17] (Verbrennungskrankheit, Polytrauma, schwere abdominale Infektion, Paraplegie, langdauernde Immobilisation [13], Dystrophia myotonica, maligne Hyperthermie) mit keiner Gefährdung des Patienten verbunden [21, 22]. Auch bei Nierentransplantationen erwies es sich als sicheres Relaxans, wenn zusätzlich der gut relaxierende Effekt volatiler Anästhetika wie Isofluran ausgenutzt wurde [21]. Die Verfügbarkeit der neuen, mittellang wirksamen nichtdepolarisierenden Relaxanzien Vecuronium und Atracurium läßt aber heute den Einsatz von Succinylcholin beim Niereninsuffizienten nur noch für wenige Indikationen (Ileus- und Sectioeinleitung) angezeigt erscheinen.

Vecuronium und Atracurium

Bis zu 20 % einer relaxierenden Dosis von Vecuronium werden im Urin ausgeschieden [21]. Dennoch fand sich kein verlängerter neuromuskulärer Block bei erloschener Nierenfunktion [11]. Eliminationshalbwertszeit ($t_{1/2\beta}$), Verteilungsvolumina (Vd_{ss}) und Plasmaclearance (Cl) unterschieden sich nicht signifikant (Tabelle 1); Variabilität der Eliminationshalbwertszeit und der Blockadedauer nahmen jedoch bei fehlender Nierenfunktion zu [11].

Tabelle 1. Pharmakokinetik von Vecuronium und Atracurium bei Nierenversagen. $t_{1/2\beta}$ Eliminationshalbwertzeit im Plasma, Vd_{ss} Verteilungsvolumen im Steady-state, Cl totale Plasmaclearance. (Nach Fahey et al. [11, 12])

	Nierenfunktion	
	normal	keine
Vecuronium		
$t_{1/2\beta}$ [min]	80 ±14	97 ±38
Vd_{ss} [ml/kg KG]	190 ±40	240 ±60
Cl [ml·kg KG^{-1}·min^{-1}]	3,0± 0,3	2,5± 0,6
Atracurium		
$t_{1/2\beta}$ [min]	21 ± 1,2	24 ± 0,9
Vd_{ss} [ml/kg KG]	182 ±12	224 ±16
Cl [ml·kg KG^{-1}·min^{-1}]	6,1± 0,3	6,7± 0,6

Für das nieren- und leberunabhängig eliminierte Relaxans Atracurium muß ebenfalls nicht mit einer Wirkungsverlängerung gerechnet werden [12, 36, 37]. Im Unterschied zu Vecuronium fehlt bei Atracurium die stärkere Variabilität der Halbwertszeiten (Tabelle 1), wahrscheinlich als Folge des völlig anderen Metabolismus von Atracurium [12]. Atracurium nimmt unter den Muskelrelaxanzien eine Sonderstellung ein, da es nicht nur leber- und nierenunabhängig von unspezifischen Esterasen hydrolysiert wird [25], sondern in der Hauptsache enzymunabhängig spontan bei physiologischem pH-Wert und Körpertemperatur über die sog. Hofmann-Elimination gespalten wird [24, 37]. Dieser spontane Zerfall findet nicht nur im Blut, sondern überall im Organismus, also selbst im synaptischen Spalt und im Gewebe, statt. Eine Azidose, die bei chronisch niereninsuffizienten Patienten die Regel ist, reduziert die Hofmann-Elimination etwas, gleichzeitig aber nimmt die Esterhydrolyse zu.

Neben Acrylat ist das Hauptabbauprodukt Laudanosin [4, 24, 25, 36, 37], das auch im Nierengesunden eine lange Eliminationshalbwertszeit von mehr als 2 h besitzt. Obwohl die Eliminationshalbwertszeit von Laudanosin bei Nierenversagen signifikant verlängert ist, muß auch bei kontinuierlicher Infusion von Atracurium weder bei niereninsuffizienten Intensivpatienten noch bei Nierentransplantatempfängern mit Laudanosinspiegeln gerechnet werden [39], die zentralnervöse Komplikationen (z. B. Krampfanfälle) [14] auslösen könnten. Atracurium ist daher auch bei kontinuierlicher Gabe ein sicheres Relaxans bei niereninsuffizienten Patienten.

Acetylcholinesterasehemmer

Die Antagonisierung des neuromuskulären Blockes durch Acetylcholinesteraseinhibitoren ist beim Niereninsuffizienten immer noch mit der Angst vor einer „Recurarisierung", also einem erneuten Auftreten der Relaxierung nach Abklingen der Acetylcholinesterasehemmung, verbunden [1]. Dabei wird übersehen, daß auch die Plasmaclearance der Acetylcholinesterasehemmer bei Niereninsuffizienz für Neostigmin um 60 % bzw. für Pyridostigmin und Edrophonium um 75 % reduziert ist [6, 7, 21]. Neuromuskuläres Monitoring und ausreichende Dosierung des Acetylcholinesterasehemmers vorausgesetzt, ist selbst nach Pancuroniumbromid die Antagonisierung sicher und eine „Recurarisierung" nicht möglich [1, 21].

Zusammenfassung: Relaxanzien bei Niereninsuffizienz

Generell sollten bei Niereninsuffizienz Relaxanzien eingesetzt werden, deren Elimination nicht oder nur geringfügig von der renalen Ausscheidung abhängt. Dies trifft zu für die nichtdepolarisierenden Relaxanzien Atracurium, Vecuronium und Mivacurium (Tabelle 2).

Da das Benzylisochinolinderivat Mivacurium ähnlich wie Succinylcholin über Serumcholinesterasen abgebaut wird [30], hängt seine Wirkdauer von deren Aktivität ab. Heterozygote Patienten mit atypischem Cholinesterase-Gen zeigen eine um

Tabelle 2. Für Patienten mit Niereninsuffizienz geeignete Relaxanzien mit ihren Eliminationshalbwertszeiten ($t_{1/2\beta}$) im Plasma

Relaxans	Elimination	$t_{1/2\beta}$ [min]	Antagonisierbar
Atracurium	Plasma/Gewebe	18–25	+
Vecuronium	Leber	58–80	+
Mivacurium	Plasma	2–3	+
Succinylcholin	Plasma	3,5	−

50% verlängerte Wirkdauer, homozygote Individuen mit 2 abnormen Genen sind extrem empfindlich auf kleinste Dosen von Mivacurium [26]. Anders als Succinylcholin kann jedoch nach Beginn der Erholung Mivacurium sicher und effektiv mit Neostigmin antagonisiert werden [26].

Succinylcholin schließlich bleibt – unter Beachtung der einschlägigen Kontraindikationen – ein sicheres und v. a. rasch wirksames Relaxans beim niereninsuffizienten Patienten [21, 22, 29].

Die Überwachung der neuromuskulären Funktion mit einem Nervenstimulator sollte bei niereninsuffizienten Patienten selbstverständlich sein; bei Vecuronium ist sie wegen der großen Variabilität der Wirkdauer bei dieser Patientengruppe unerläßlich. Eine Antagonisierung der neuromuskulären Blockade kann auch bei Niereninsuffizienz sicher und effektiv durchgeführt werden ([1]; Tabelle 2). Auch hierbei ist für eine ausreichende Dosierung und Überwachung ein neuromuskuläres Monitoring erforderlich.

Leber und Muskelrelaxanzien

Die Leber beteiligt sich an der Elimination von Muskelrelaxanzien über mehrere Mechanismen ([9, 20]; Abb. 2): a) hepatische Aufnahme, b) biliäre Exkretion, c) hepatische Biotransformation.

Die hepatische Aufnahme dürfte bei lipophilen Relaxanzien wie Vecuronium für die kurze Wirkdauer verantwortlich sein [2, 3]. Abhängig von ihrer Lipophilie spielt die hepatische Aufnahme und damit auch der hepatische Metabolismus für die einzelnen Relaxanzien eine unterschiedlich bedeutsame Rolle. Dies gilt für die Steroidrelaxanzien und z. T. auch für d-Tubocurarin [23].

Auch für die im Plasma gespaltenen Relaxanzien Succinylcholin und Mivacurium ist die Leberfunktion indirekt von Bedeutung, da die Serumcholinesterase in der Leber synthetisiert wird. Selbst eine Abnahme der Serumcholinesteraseaktivität auf 20% der Norm verlängert die Wirkdauer von Succinylcholin jedoch nur geringfügig.

Wie bereits erwähnt, werden alle Relaxanzien glomerulär filtriert und somit beim Nierengesunden über den Urin ausgeschieden, auch wenn andere Eliminationsprozesse insuffizient sein sollten. Dies gilt für die teilweise oder überwiegend durch die Leber eliminierten Relaxanzien (Abb. 2) Pancuronium, Vecuronium und seine Derivate ORG 9426 (Rocuronium) [19], ORG 7617 und 3-OH-Vecuronium, den Hauptmetaboliten von Vecuronium [31, 32]. Dies bedeutet, daß mit einer Plasmaclearance von $1-2$ ml · kg KG^{-1} · min^{-1} (entsprechend einer Eliminationshalbwertszeit von 1,5–2 h) auch diese Substanzen bei Leberfunktionsstörungen renal eliminiert werden können.

Biliäre Exkretion

Bei den meisten Relaxanzien spielt die biliäre Exkretion eine untergeordnete Rolle (Abb. 2). Alcuronium, Pipecuronium, Pancuronium und d-Tubocurarin werden nur zu etwa 10–20% über die Galle ausgeschieden [9, 20]. Dagegen werden Vecuronium und sein Hauptmetabolit 3-OH-Vecuronium zu 30–40% in der Galle gefunden [2, 3]; bei Nierenversagen steigt dieser Anteil sogar auf über 50% an. In anephrischen Hunden stieg die biliäre Exkretion von d-Tubocurarin um ganze 300% gegenüber gesunden Tieren an [5]. Dieser lediglich teilkompensatorische Effekt beruht auf der Erhöhung der plasmatischen Spiegel, die mit einer vermehrten passiven Diffusion der Relaxanzien aus dem Plasma in die Leberzelle verbunden ist. In den Leberzellen werden sie in Lysosomen gespeichert und in der Galle, zum Teil an Gallensäuren mizellar gebunden, ausgeschieden [9, 38].

Biotransformation

Die Steroidrelaxanzien Pancuronium und Vecuronium werden in der Leber an den Acetylgruppen zu 3-Monohydroxy- und 3,17-Dihydroxyderivaten hydrolysiert. Bei Vecuronium beträgt der Anteil an 3-OH-Metaboliten etwa ein Drittel der renal ausgeschiedenen Dosis [2, 3]. Da die 3-OH-Derivate noch nennenswerte relaxierende Potenz (ca. 50% der Muttersubstanz) besitzen, muß auch deren Kinetik berücksichtigt werden.

Tatsächlich existieren in der Literatur Berichte über eine persistierende neuromuskuläre Blockade nach langdauernder Vecuroniumgabe im Rahmen einer Intensivtherapie [16, 31, 33]. Ein Zusammenhang mit dem Metaboliten 3-OH-Vecuronium wurde vermutet, da bei diesen niereninsuffizienten Patienten hohe 3-OH-Vecuroniumspiegel vorlagen. Der mögliche Zusammenhang von renaler Insuffizienz, Anreicherung von 3-OH-Vecuronium und persistierender Blockade wurde daher jüngst an Katzen überprüft [32]. Überraschenderweise hatte eine Niereninsuffizienz keinen signifikanten Effekt auf die Pharmakokinetik des Metaboliten, wohl aber ein Leberversagen, das teilweise über eine erhöhte renale Elimination und Speicherung in der Leber kompensiert wurde. Zumindest in diesem Studienmodell scheint die Leber den größeren Effekt auf die Elimination von Vecuroniummetaboliten zu besitzen – ein Zusammenhang mit den beobachteten persistierenden neuromuskulären Blockierungen am Patienten bleibt daher nach wie vor unklar.

Lebererkrankungen und Muskelrelaxanzien

Neben der Lebertransplantation müssen als anästhesierelevante Erkrankungen die Leberzirrhose, das akute Leberversagen und die recht häufige Cholestase berücksichtigt werden.

Lebertransplantation

Untersuchungen während orthotoper Lebertransplantationen bestätigen die Bedeutung der hepatischen Elimination für Pancuronium und Vecuronium [27]. Vor, während und nach der anhepatischen Phase wurden die zur Aufrechterhaltung einer konstanten neuromuskulären Blockade notwendigen Infusionsraten von Vecuronium, Pancuronium und Atracurium verglichen (Tabelle 3). Der Relaxanzienbedarf fiel nach Abklemmen der Leber bei Vecuronium und Pancuronium signifikant ab, während er bei Atracurium unverändert blieb [27]. In der Postreperfusionsphase stiegen die entsprechenden Dosen für Vecuronium und Pancuronium wieder auf das ursprünglich notwendige Niveau an (Tabelle 3).

Atracurium bietet sich daher aufgrund seiner einzigartigen Pharmakokinetik zunächst für Patienten mit Leberversagen geradezu an. Was geschieht aber mit seinem Hauptmetaboliten Laudanosin [4, 37]? Bei lebertransplantierten Schweinen blieben intraoperativ unter konstanter Infusionsrate von Atracurium (120 µg · kg KG^{-1} · min^{-1}) die Atracuriumspiegel unverändert. Dagegen stieg nach dem Clamping der Laudanosinspiegel kontinuierlich um 220 % an und blieb auch noch nach Wiederherstellung der hepatischen Zirkulation signifikant erhöht [28]. Dies belegt einerseits die Abhängigkeit der Laudanosinelimination von der Leberfunktion, zum anderen die relativ lange Eliminationshalbwertszeit von Laudanosin [28, 35, 37].

Die erreichten Spiegel lagen bei den lebertransplantierten Schweinen noch unter dem zentralnervös toxischen Bereich [28]. Dennoch muß bei langdauerndem Einsatz von Atracurium bei leberinsuffizienten Patienten mit erhöhten Laudanosinspiegeln gerechnet werden [4, 35] – die klinische Relevanz dieses Phänomenes ist jedoch ebenso ungeklärt wie die potentielle hepatozelluläre Toxizität der bei der Hofmann-Elimination entstehenden Acrylate [25].

Tabelle 3. Relaxanziendosis zur Aufrechterhaltung eines konstanten Relaxierungsgrades bei orthotoper Lebertransplantation, * p<0,05. (Nach O'Kelly et al. [27])

Infusionsdosis [mg · kg KG^{-1} · h^{-1}]	Operationsphase		
	Dissektion	Anhepatisch	Postreperfusion
Atracurium	0,667 ± 0,199	0,567 ± 0,142	0,692 ± 0,254
Vecuronium	0,070 ± 0,022	*0,036 ± 0,021	0,055 ± 0,018
Pancuronium	0,042 ± 0,015	*0,018 ± 0,012	0,032 ± 0,012

Leberzirrhose

Die Zirrhose ist gekennzeichnet durch hepatozelluläre Funktionsstörungen, gestörte Proteinsynthese mit Hypoproteinämie, reduzierten Blutfluß, Aszites. Ödeme und mehr oder weniger ausgeprägte hepatorenale Symptomatik. Was bedeutet dies für die Anwendung von Muskelrelaxanzien?

Für Vecuronium [18], Fazadinium und Pancuronium [10] sind verlängerte Verteilungs-(α)- und Eliminations-(β)halbwertszeiten zu erwarten, da das Verteilungsvolumen zunimmt und die Plasmaclearance gleichzeitig abnimmt [9, 10, 18, 20]. Die beobachtete Zunahme des zentralen und peripheren Kompartimentes bei der Leberzirrhose läßt sich als Vergrößerung des extrazellulären Flüssigkeitsraumes interpretieren. Sie ist wohl auch für die zunächst paradox erscheinende erhöhte Resistenz zirrhotischer Patienten gegenüber der Relaxanzienwirkung verantwortlich [9, 20]. Dieses Phänomen läßt sich hinreichend als Folge des um 50% vergrößerten Verteilungsraumes, also pharmakokinetisch, interpretieren, wenngleich eine pharmakodynamische Ursache nicht sicher ausgeschlossen werden kann.

Sowohl die initiale Dosis als auch das Zeitintervall bis zum Wirkungseintritt sind daher beim Zirrhotiker gesteigert. Dagegen spielt die postulierte vermehrte Proteinbindung keine entscheidende Rolle für die Resistenz bzw. verzögerte Elimination der Relaxanzien [8, 20]. Weder für d-Tubocurarin, noch für Pancuronium oder Vecuronium konnte bei Zirrhotikern eine erhöhte Plasmaproteinbindung gefunden werden [8, 9].

Cholestase

In der anästhesiologischen Praxis überwiegen extrahepatische Ursachen der Cholestase. Die Störung der biliären Exkretion ohne Leberparenchymschäden hat Konsequenzen für biliär eliminierte Relaxanzien. Die Wirkdauer von Pancuronium [34], dem Pancuroniumderivat ORG 6368, Vecuronium und Fazadinium ist verlängert [9]. Dagegen haben ausschließlich renal eliminierte Substanzen (Abb. 2) eine normale Kinetik in cholestatischen Patienten [38], obwohl auch die glomeruläre Filtration durch Cholestase beeinträchtigt werden kann.

Ursache für die Eliminationsverzögerung ist eine Lebertransportstörung mit Abnahme der Leberaufnahme, der mikrosomalen Biotransformation und der biliären Exkretion. Die im Plasma ansteigenden Gallensalze Cholat, Taurocholat, Glykocholat und Chenodesoxycholat scheinen hierfür verantwortlich zu sein [38].

Akutes Leberversagen bzw. Hepatitis

Akutes Leberversagen verlängert die Eliminationshalbwertszeiten von Steroidrelaxanzien erheblich; die Plasmaclearance nimmt entsprechend ab. Gleichzeitig scheint aber auch ein pharmakodynamischer Effekt aufzutreten, da die Plasmakonzentrationen für eine adäquate Relaxierung höher liegen als bei Gesunden [9]. Das von einigen Untersuchern gefundene höhere Verteilungsvolumen für Atracurium muß dagegen als Folge des bei den Patienten gleichzeitig vorgelegenen Nierenversagens gedeutet werden [36, 37].

Zusammenfassung: Relaxanzien bei Lebererkrankungen

Bei Funktionsstörungen der Leber muß v. a. für die Relaxanzien Vecuronium und Pancuronium, aber auch für Fazadinium und d-Tubocurarin mit signifikant verlängerter Wirkdauer gerechnet werden:

Wirkdauer ⬆	Vecuronium	Mivacurium	⎫ Plasmacholinesterase
	Pancuronium	Succinylcholin	⎬
	Fazadinium		⎭
	d-Tubocurarin		

„Resistenz" bei vergrößertem Verteilungsvolumen

Toxische Effekte: Atracuriumspaltprodukte??

Im Falle einer Synthesestörung mit Serumcholinesterasemangel gilt dies auch für Mivacurium und das depolarisierende Relaxans Succinylcholin. Aber Vecuronium wird selbst bei zirrhotischen Patienten immer noch schneller eliminiert als Pancuronium beim Gesunden. Bei Zirrhose kann für alle nichtdepolarisierenden Relaxanzien eine relative Resistenz mit verzögertem Wirkeintritt beobachtet werden.

Bei gestörter Leberfunktion sind überwiegend oder ausschließlich renal eliminierte Substanzen bzw. das leberunabhängig eliminierte Atracurium geeignet. Bei langdauernder Atracuriumgabe muß allerdings zumindest bei Leberversagen mit erhöhten Laudanosinspiegeln gerechnet werden, deren klinische Bedeutung noch nicht abschließend beurteilt werden kann.

Literatur

1. Bevan DR, Archer D, Donati F, Ferguson A, Higgs BD (1982) Antagonism of pancuronium in renal failure: no recurarization. Br J Anaesth 54:63–68
2. Bencini AF, Scaf AHJ, Sohn YJ, Kersten-Kleef UW, Agoston S (1986) Hepatobiliary disposition of vecuronium bromide in man. Br J Anaesth 58:988–995
3. Bencini AF, Mol WEM, Scaf AHJ, Kersten UW, Wolters KTP, Agoston S, Meijer DKF (1988) Uptake and excretion of vecuronium bromide and pancuronium bromide in the isolated perfused rat liver. Anesthesiology 69:487–492
4. Canfell PC, Castagnoli N, Fahey M, Hennis PJ, Miller RD (1986) The metabolic disposition of laudanosine in dog, rabbit, and man. Drug Metab Disp 14:703–708
5. Cohen EN, Brewer HW, Smith D (1967) The metabolism and elimination of d-tubocurarine-^{3}H. Anesthesiology 28:309–317
6. Cronnelly R, Stanski DR, Miller RD, Sheiner LB, Sohn YJ (1979) Renal function and the pharmacokinetics of neostigmine in anesthetized man. Anesthesiology 51:222–226
7. Cronnelly R, Stanski DR, Miller RD, Sheiner LB (1980) Pyridostigmine kinetics with and without renal function. Clin Pharmacol Ther 28:78–81
8. Duvaldestin P, Henzel D (1982) Binding of tubocurarine, fazadinium, pancuronium and ORG NC45 to serum proteins in normal man and in patients with cirrhosis. Br J Anaesth 54:513–516

9. Duvaldestin P, Lebrault C, Chauvin M (1985) Pharmacokinetics of muscle relaxants in patients with liver disease. Clin Anaesth 3:293–306
10. Duvaldestin P, Agoston S, Henzel D, Kersten UW, Desmonts JM (1978) Pancuronium pharmacokinetics in patients with liver cirrhosis. Br J Anaesth 50:1131–1136
11. Fahey MR, Morris RB, Miller RD, Nguyen TL, Upton RA (1981) Pharmacokinetics of ORG NC45 (Norcuron) in patients with and without renal failure. Br J Anaesth 53:1049–1053
12. Fahey MR, Rupp SM, Fisher DM, Miller RD, Sharma M, Canfell C, Castagnoli K, Hennis PJ (1984) The pharmacokinetics and pharmacodynamics of atracurium in patients with and without renal failure. Anesthesiology 61:699–702
13. Fung DL, White DA, Jones BR, Gronert GA (1991) The onset of disuse-related potassium efflux to succinylcholine. Anesthesiology 75:650–653
14. Ingram MD, Sclabassi RJ, Cook DR, Stiller RL, Benett MH (1986) Cardiovascular and electroencephalographic effects of laudanosine in "nephrectomized" cats. Br J Anaesth [Suppl] 58:14S–18S
15. Khuenl-Brady KS, Sharma M, Chung K, Miller RD, Agoston S, Caldwell JE (1989) Pharmacokinetics and disposition of pipecuronium bromide in dogs with and without ligated renal pedicles. Anesthesiology 71:919–922
16. Lagasse RS, Katz RI, Petersen M, Jacobson MJ, Poppers PJ (1990) Prolonged neuromuscular blockade following vecuronium infusion. J Clin Anesth 2:269–271
17. Lebowitz PW, Ramsey FM (1989) Muscle relaxants. In: Barash PG, Cullen BF, Stoelting RK (eds) Clinical anesthesia. Lippincott, Philadelphia
18. Lebrault C, Berger JL, D'Hollander AA, Gomeni R, Henzel D, Duvaldestin P (1985) Pharmacokinetics and pharmacodynamics of vecuronium (ORG NC45) in patients with cirrhosis. Anesthesiology 62:601–605
19. Magorian T, Wood P, Caldwell JE, Szenohradszky J, Segredo V, Sharma H, Gruenke LD, Miller RD (1991) Pharmacokinetics, onset, and duration of action of rocuronium in humans: normal vs hepatic dysfunction. Anesthesiology 75:A1069
20. Miller RD (1982) Pharmacokinetics of competitive muscle relaxants. Br J Anaesth 54:161–167
21. Miller RD (1985) Effect of renal disease. Clin Anaesth 3:307–313
22. Miller RD, Way WL, Hamilton WK, Layzer RB (1972) Succinylcholine-induced hyperkalemia in patients with renal failure? Anesthesiology 36:138–141
23. Motsch J, Hennis PJ, Zimmermann FA, Agoston S (1989) A model for determining the influence of hepatic uptake of nondepolarizing muscle relaxants in the pig. Anesthesiology 70:128–133
24. Nigrovic V, Fox JL (1991) Atracurium decay and the formation of laudanosine in humans. Anesthesiology 74:446–454
25. Nigrovic V, Klaunig JE, Smith SL, Schultz NE (1987) Potentiation of atracurium toxicity in isolated rat hepatocytes by inhibition of its hydrolytic degradation pathway. Anesth Analg 66:512–516
26. Østergaard D, Jensen E, Jensen FS, Viby Mogensen J (1991) The duration of action of mivacurium-induced neuromuscular block in patients homozygous for the atypical plasma cholinesterase gene. Anesthesiology 75:A774
27. O'Kelly B, Jayais P, Veroli P, Lhuissier C, Ecoffey C (1991) Dose requirements of vecuronium, pancuronium, and atracurium during orthotopic liver transplantation. Anesth Analg 73:794–798
28. Pittet JF, Tassonyi E, Schopfer C, Morel DR, Mentha G, Fathi M, Le Coultre C, Steinig DA, Benakis A (1990) Plasma concentrations of laudanosine, but not of atracurium, are increased during the anhepatic phase of orthotopic liver transplantation in pigs. Anesthesiology 72:145–152
29. Powell DR, Miller RD (1975) The effect of repeated doses of succinylcholine on serum potassium in patients with renal failure. Anesth Analg 54:746–748
30. Savarese JJ, Ali HH, Basta SJ, Embree PB, Scott RPF, Sunder N, Weakly JN, Wastila WB, El-Sayad HA (1988) The clinical neuromuscular pharmacology of mivacurium chloride (BW B1090U). Anesthesiology 68:723–732

31. Segredo V, Matthay MA, Sharma ML, Gruenke LD, Caldwell JE, Miller RD (1990) Prolonged neuromuscular blockade after long-term administration of vecuronium in two critically ill patients. Anesthesiology 72:566–570
32. Segredo V, Shin YS, Sharma ML, Gruenke LD, Caldwell JE, Khuenl-Brady KS, Agoston S, Miller RD (1991) Pharmacokinetics, neuromuscular effects, and biodisposition of 3-desacetylvecuronium (ORG 7268) in cats. Anesthesiology 74:1052–1059
33. Slater RM, Pollard BJ, Doran BRH (1988) Prolonged neuromuscular blockade with vecuronium in renal failure [Letter]. Anaesthesia 43:250–251
34. Somogyi AA, Shanks CA, Triggs EJ (1977) Disposition kinetics of pancuronium bromide in patients with total biliary obstruction. Br J Anaesth 49:1103–1108
35. Vine P, Boheimer N, Ward S, Weatherley B, Buick A, Smith I (1986) Laudanosine pharmacokinetics after bolus atracurium in patients with hepato-biliary dysfunction. Br J Anaesth [Suppl] 58:1327 P
36. Ward S, Neill EAM (1983) Pharmacokinetics of atracurium in acute hepatic failure (with acute renal failure). Br J Anaesth 55:1169–1172
37. Ward S, Weatherley BC (1986) Pharmacokinetics of atracurium and its metabolites. Br J Anaesth [Suppl] 58:6S–10S
38. Westra P, Keulemans GTP, Houwertjes MC, Hardonk MJ, Meijer DKF (1981) Mechanisms underlying the prolonged duration of action of muscle relaxants caused by extrahepatic cholestasis. Br J Anaesth 53:217–227
39. Yate PM, Flynn PJ, Arnold RW, Weatherley BC, Simmonds RJ, Dopson T (1987) Clinical experience and plasma laudanosine concentrations during the infusion of atracurium in the intensive therapy unit. Br J Anaesth 59:211–217

Muskelrelaxanzien bei neuromuskulären Erkrankungen

C. Diefenbach, W. Buzello

Jeder Anästhesist kann bei der Prämedikationsvisite mit Problemen aus der vielfältigen neuromuskulären Pathologie überrascht werden, ohne daß er jemals Gelegenheit gehabt hätte, darin Erfahrungen zu sammeln. Das klinische Bild der betroffenen Patienten ist vielgestaltig hinsichtlich der Natur und des Schweregrads der Krankheit. Hinter ähnlichen Symptomen können sehr verschiedene pathophysiologische Veränderungen stehen, die mit unterschiedlichen Reaktionen auf dasselbe Medikament einhergehen. Vor der Verwendung von Muskelrelaxanzien muß sich der Anästhesist z. B. darüber Klarheit verschaffen, ob die vorliegende Erkrankung die Verwendung von Succinylcholin erlaubt, ob mit einer veränderten Sensibilität gegenüber nichtdepolarisierenden Muskelrelaxanzien zu rechnen ist oder ob eine neuromuskuläre Restblockade mit Cholinesterasehemmern antagonisiert werden darf. Darüber hinaus ist zu prüfen, inwieweit die jeweilige neuromuskuläre Erkrankung andere Organsysteme miteinbezieht, wobei besonders auf eine kardiale Beteiligung zu achten ist. Schließlich muß bedacht werden, ob die vorliegende Erkrankung ein Risikofaktor für eine maligne Hyperthermie darstellt.

Aus der Fülle neurologischer und neuromuskulärer Erkrankungen sind im folgenden diejenigen, die am häufigsten vorkommen und von anästhesiologischer Bedeutung sind, ausgewählt worden. Im Vordergrund der nachfolgenden Zusammenstellung steht dabei die Anwendung von Muskelrelaxanzien bei den einzelnen Erkrankungen.

Einteilung neuromuskulärer Erkrankungen (mod. nach [8])

I. Neuromyopathien

1. Schädigung des 1. oder 2. Motoneurons
   - intrakranielle Läsionen (z. B. Apoplexie)
   - amyotrophische Lateralsklerose
   - spinale Muskelatrophien
   - Poliomyelitis
   - Querschnittslähmung
2. Periphere Nervenschäden
   - traumatisch
   - Polyneuropathien

II. Myopathien
1. Erkrankungen der neuromuskulären Synapse
   – Myasthenia gravis
2. Erkrankungen des Muskels
   – Muskeldystrophien
   – Myotonien

1 Neuromyopathien

1.1 Chronische Denervierung

Muskelsymptome und Muskelveränderungen treten bei neuralen Erkrankungen auf, bei denen der Muskel erst sekundär vom Krankheitsgeschehen betroffen ist. Diese Erkrankungen werden als Neuromyopathien bezeichnet (s. Übersicht). Dazu gehören alle Schädigungen des 1. und 2. Motoneurons sowie periphere Nervenschädigungen, seien sie Folge einer traumatischen Nervendurchtrennung oder einer Polyneuropathie. Die hinsichtlich der Verwendung von Muskelrelaxanzien bedeutsame pathophysiologische Gemeinsamkeit dieser verschiedenen Krankheiten ist die chronische (funktionelle) Denervierung. Die betroffenen Patienten sind potentiell überempfindlich gegenüber depolarisierenden Muskelrelaxanzien und neigen nach deren Anwendung zu Hyperkaliämien. Die Kaliumanstiege sind um so höher, je mehr Muskelmasse von der primär neuralen Erkrankung betroffen ist. Bei tetraplegischen Patienten sind nach Succinylcholin Anstiege des Serumkaliumspiegels auf bis zu 10 mmol/l beschrieben worden [10].

Die motorischen Nerven üben durch ihre elektrische Aktivität an den motorischen Endplatten einen trophischen Einfluß aus, der für die Aufrechterhaltung von Struktur und Funktion der Muskulatur verantwortlich ist. Dazu gehört auch die Synthese der Acetylcholinrezeptoren. In dem Maß, wie dieser neurale Einfluß als Folge einer Schädigung des 1. oder 2. Motoneurons auf den Muskel abnimmt, werden die Acetylcholinrezeptoren nicht nur im Bereich der motorischen Endplatten, sondern auf der gesamten Muskelzelloberfläche in die Zellmembran integriert [9]. Damit wird die gesamte Muskelzellmembran sensibel gegenüber Agonisten wie Acetylcholin oder Succinylcholin und reagiert auf diese Substanzen „endplattenartig". Die Aktivierung dieser immens vergrößerten Zahl von Rezeptoren führt dann zu einem Kaliumausstrom aus den Muskelzellen, der groß genug sein kann, um eine bedrohliche Hyperkaliämie auszulösen. Die übliche Präcurarisierung kann diesen Effekt mildern, jedoch nicht zuverlässig verhindern [24]. Die Bildung dieser extrajunktionalen Rezeptoren setzt etwa 2–4 Tage nach einer Nervenschädigung ein und erreicht nach ca. 14 Tagen ihr Maximum. Unmittelbar nach einem Trauma, z. B. einer Querschnittslähmung, kann Succinylcholin noch verwendet werden.

Die Kaliumfreisetzung aus denervierter Muskulatur wurde im Tierversuch experimentell nachvollzogen [13]. Abbildung 1 zeigt einen Versuch an Hunden, bei denen der M. gastrocnemius entweder immobilisiert oder denerviert worden war.

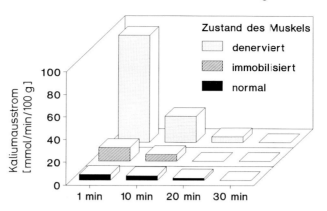

Abb. 1. Kaliumausstrom aus denervierter, immobilisierter und normaler Muskulatur nach intravenöser Gabe von 0,25 mg Succinylcholin/kg KG beim Hund. (Daten nach [13])

Nach etwa 30 Tagen erhielten die Tiere in Narkose 0,25 mg Succinylcholin/kg KG i. v., anschließend wurden die Kaliumkonzentrationen in dem venösen Abstromgebiet des Muskels gemessen. Der denervierte Muskel setzte unmittelbar nach der Succinylcholininjektion massiv Kaliumionen frei, während es aus dem immobilisierten Muskel im Vergleich zur Kontrolle nur zu einem geringen Kaliumverlust kam.

Die Empfindlichkeit von Patienten mit Zuständen chronischer Denervierung gegenüber nichtdepolarisierenden Muskelrelaxanzien ist variabel und nicht im voraus abzuschätzen. Bei einer Schädigung des 1. Motoneurons (z. B. nach Apoplexie) wurde eine Resistenz der betroffenen Körperhälfte gegenüber nichtdepolarisierenden Relaxanzien beschrieben. Im Falle einer Schädigung des 2. Motoneurons (z. B. bei amyotropher Lateralsklerose) wurde eine gesteigerte Sensibilität gegenüber nichtdepolarisierenden Muskelrelaxanzien beobachtet [19]. Die Gründe dafür sind unklar; eine zentralnervöse Beeinflussung der Funktion der motorischen Endplatten wurde diskutiert. Bei der Titration des Muskelrelaxans mit Hilfe eines Nervenstimulators ist zu beachten, daß bei diesen Patienten die von der Erkrankung betroffene und die gesunde Muskulatur eine verschiedene Sensibilität gegenüber dem Muskelrelaxans aufweisen können [12].

1.2 Multiple Sklerose

Bei der multiplen Sklerose handelt es sich um eine herdförmige Auflösung der Markscheiden mit nachfolgender Beeinträchtigung der Nervenleitfähigkeit. Prädilektionsstellen sind der Hirnstamm, das Kleinhirn, die Pyramidenbahn und die Hinterstränge des Rückenmarks. Das Krankheitsbild ist geprägt von einer aufsteigenden spastischen Parese.

In einigen Fallberichten wird die komplikationslose Verwendung von Alcuronium und d-Tubocurarin zur Muskelrelaxation sowie Neostigmin zur Antagonisierung einer neuromuskulären Restblockade erwähnt [2, 21]. Mehreren Patienten war Succinylcholin zur Intubation gegeben worden, ohne daß unerwünschte Wirkungen bemerkt wurden. In einem Fallbericht von Brett et al. [3] wurde eine extrajunktionale Rezeptorausbreitung und eine Resistenz gegenüber Atracurium gefunden. Obgleich aus diesem Einzelfall keine Kontraindikation gegen Succinylcholin bei multipler Sklerose abzuleiten ist, sollte die Gefahr einer Hyperkaliämie nach der Gabe depolarisierender Muskelrelaxanzien bedacht werden.

2 Myopathien

Als Myopathien oder auch primäre Myopathien werden die Krankheiten bezeichnet, bei denen die Muskulatur direkt betroffen ist. Dabei kann es sich um funktionelle Störungen der neuromuskulären Übertragung handeln (z. B. Myasthenia gravis), um funktionelle Störungen der Muskelzelle (z. B. Dystrophia myotonica) oder um Strukturmyopathien mit verändertem Muskelaufbau (z. B. Muskeldystrophien).

2.1 Myasthenia gravis

Die neuromuskuläre Erkrankung, die dem Anästhesisten am häufigsten begegnet, ist die Myasthenia gravis. Typische Kennzeichen der Erkrankung sind die Schwäche und abnorme Ermüdbarkeit der Willkürmuskulatur. Häufig sind die Augenmuskeln, die mimische Muskulatur, die Kaumuskulatur und die Pharynxmuskulatur zuerst betroffen. Ein charakteristisches Symptom ist die ein- oder doppelseitige Ptosis, die im Tagesverlauf so schwer werden kann, daß der Patient den Kopf zurückneigen muß, um durch die immer kleiner werdende Lidspalte zu sehen. Im weiteren Krankheitsverlauf breitet sich die Muskelschwäche distalwärts auf die gesamte Muskulatur aus. Ursache der Myasthenia gravis ist die Bildung von Antikörpern gegen die Acetylcholinrezeptoren an den motorischen Endplatten [14], so daß die Sicherheitsbreite der neuromuskulären Übertragung bei diesen Patienten deutlich eingeschränkt ist. Das Krankheitsbild gleicht dem Zustand einer partiellen Curarisierung. Bei Myasthenia-gravis-Patienten kann u. U. $\frac{1}{2} - \frac{1}{10}$ der normalen Dosis eines nichtdepolarisierenden Muskelrelaxans ausreichen, um die neuromuskuläre Übertragung vollständig zu blockieren (Tabelle 1). Die Gefahr einer Überdosierung mit der Folge einer postoperativen Apnoe ist bei diesen Patienten erheblich. Auch eine Anpassung der Dosis an die individuelle Sensibilität kann eine verlängerte Dauer der neuromuskulären Blockade nicht zuverlässig verhindern [6].

Die Verwendung von Cholinesterasehemmern zur Aufhebung einer unerwünscht langen neuromuskulären Blockade kann bei myasthenischen Patienten zu einer cholinergischen Krise führen, deren klinische Symptomatik ebenfalls mit einer ausgeprägten Muskelschwäche einhergehen kann. Daher sollte bei Patienten mit Myasthenia gravis ein Relaxansüberhang nicht antagonisiert werden, sondern eine Nachbeatmung bis zum spontanen Abklingen der Relaxanswirkung erfolgen.

Berichte über die Verwendung depolarisierender Muskelrelaxanzien bei Myasthenia gravis beschreiben eine Resistenz gegenüber Succinylcholin. Bei einer Do-

Tabelle 1. Pharmakodynamik von Vecuronium bei gesunden Patienten und Patienten mit Myasthenia gravis. (Daten nach [6])

	Gesunde (n = 5)	Myasthenia gravis (n = 5)
ED 95 [µg/kg KG]	44 ± 7	19 ± 11
Wirkdauer[a] [min]	11 ± 4	21 ± 18
Erholungszeit[b] [min]	9 ± 3	70 ± 62

[a] Zeit bis 25% Erholung der Muskelkraft.
[b] Zeit von 25% bis 75% Erholung der Muskelkraft.

sis-Wirkungs-Titration ergab sich für Succinylcholin eine ED_{95} von 0,3 mg/kg KG bei gesunden Patienten gegenüber 0,8 mg/kg KG bei myasthenischen Patienten [11, 25]. Da zur Intubation oft eine Dosis von 1 mg/kg KG verwendet wird, fällt die Resistenz klinisch nicht ins Gewicht. In den genannten Untersuchungen sind keine gravierenden Komplikationen nach Succinylcholin bei Myastheniepatienten aufgetreten.

2.2 Muskeldystrophien

2.2.1 Dystrophia myotonica

Mit einer Prävalenz von etwa 3–5 auf 100 000 ist die Dystrophia myotonica Curschmann-Steinert die häufigste Erkrankung dieses Formenkreises. Mit Einsetzen der Pubertät treten in der Regel zunächst myotone Funktionsstörungen auf, die vorwiegend die kleinen Handmuskeln betreffen. Im 3. Lebensjahrzehnt entwickelt sich die dystrophische Komponente, von der typischerweise der M. sternocleidomastoideus und die vom N. peronaeus innervierte Muskulatur sowie die distale Armmuskulatur betroffen sind. Der Befall der Zungen- und Pharynxmuskulatur führt zu einer charakteristischen verwaschenen und näselnden Sprache. Das Vollbild der Erkrankung ist zusätzlich durch eine endokrine und kardiale Beteiligung charakterisiert [23].

Bei Patienten mit Dystrophia myotonica können depolarisierende Muskelrelaxanzien und Cholinesterasehemmer lang anhaltende Myotonien auslösen, die eine Beatmung oder Intubation unmöglich machen [16]. Geringe äußere Reize wie mechanische Irritationen der Muskulatur (Intubation, Operationstrauma) und Kälteexposition begünstigen gleichfalls die Entstehung von Myotonien. Aufgrund des bisher nicht genau bekannten intrazellulären Mechanismus der Myotonien ist eine pharmakologische Beeinflussung nicht möglich. Die Myotonien gehen im dystrophischen Stadium der Erkrankung mit einer Muskelschwäche einher. Das Mechanomyogramm zeigt in diesen Fällen eine Verkleinerung der Amplitude infolge der Muskelschwäche sowie eine Verschiebung der Grundlinie nach oben infolge der Myotonie [15, 17]. Die Verwendung von Cholinesteasehemmern zur Antagonisierung eines Muskelrelaxanzienüberhangs hat bei Patienten mit Dystrophia myotonica zu einer Verstärkung der neuromuskulären Blockade statt zu deren Aufhebung geführt [5]. Die Sensibilität gegenüber nichtdepolarisierenden

Muskelrelaxanzien ist nach Maßgabe der ED_{95} häufig normal, wohingegen die Erholungsphase von der Muskelrelaxation deutlich verlängert sein kann [1].

2.2.2 Duchenne-Muskeldystrophie

Bei der progressiven Muskeldystrophie Duchenne handelt es sich um eine X-chromosomal-rezessiv vererbte, degenerative Erkrankung der quergestreiften Muskulatur. Etwa 75 Neugeborene sind pro Jahr in der Bundesrepublik Deutschland betroffen. Die Muskulatur beginnt im frühen Kindesalter (1.–3. Lebensjahr) zu atrophieren. Zunächst ist der Beckengürtel betroffen und später die obere Rumpf- und Schultermuskulatur. Beugekontrakturen der großen Gelenke, Fußdeformitäten und die zunehmende Muskelschwäche führen am Ende des 1. Lebensjahrzehnts zur Gehunfähigkeit. Die Patienten werden selten älter als 20 Jahre; der Tod tritt infolge pulmonaler Komplikationen nach Befall der Atemmuskulatur ein [23].

Die Sensibilität gegenüber nichtdepolarisierenden Muskelrelaxanzien kann normal sein; es wurden jedoch gegenüber der Norm erheblich verlängerte Erholungszeiten beobachtet. Obwohl in der Vergangenheit depolarisierende Muskelrelaxanzien komplikationslos bei Duchenne-Patienten angewendet wurden [27], muß diese Erkrankung aufgrund der Vulnerabilität der Muskelzellen als Kontraindikation für depolarisierende Muskelrelaxanzien angesehen werden. Nach der Anwendung von Succinylcholin wurden Hyperkaliämien, Rhabdomyolysen und das Auftreten einer malignen Hyperthermie beobachtet [4, 20, 22]. Aus denselben Gründen sollte die Anwendung von Cholinesterasehemmern zur Aufhebung eines Relaxansüberhangs unterbleiben.

3 Klinische Konsequenzen

Die Reaktion neuromuskulär kranker Patienten auf Muskelrelaxanzien ist im Einzelfall nicht vorhersehbar. Die Schwere des klinischen Bildes korreliert weder mit der Sensibilität gegenüber nichtdepolarisierenden Muskelrelaxanzien, noch ist die Reaktion auf depolarisierende Substanzen abzusehen. Trotz der komplexen Pathophysiologie neuromuskulärer Krankheiten läßt sich die Anwendung von Muskelrelaxanzien auf wenige Verhaltensregeln reduzieren:

1) Der depolarisierende Wirkmechanismus von Succinylcholin kann zu schwerwiegenden Komplikationen infolge Hyperkaliämie, Muskelzellzerfall, Auslösung von Myotonien oder einer malignen Hyperthermie führen. Die Anwendung von Succinylcholin sollte bei Muskelerkrankungen daher unterbleiben, v. a. bei Krankheitsbildern mit myotoner oder dystropher Komponente.
2) Wenn eine Muskelrelaxation erforderlich ist, kommen in erster Linie nichtdepolarisierende Substanzen mit möglichst kurzer Wirkdauer in Betracht, zur Zeit sind das Atracurium oder Vecuronium.
3) Die im Einzelfall unvorhersehbare Sensibilität gegenüber nichtdepolarisierenden Muskelrelaxanzien erfordert eine individuelle Dosisanpassung mit Hilfe eines Nervenstimulators. Selbst bei sehr inhomogenen Befallsmustern bietet der

Nervenstimulator einen Anhaltswert für den jeweiligen Bedarf an Muskelrelaxans, so daß grobe Überdosierungen vermeidbar sind. Dennoch kann im Einzelfall eine unerwartet lange Muskelrelaxation auftreten.

4) Besteht am Ende eines Eingriffs eine neuromuskuläre Restblockade, so empfiehlt es sich, die Patienten bis zur Spontanerholung nachzubeatmen und keine Antagonisierung mit Cholinesterasehmmern vorzunehmen.

5) Aufgrund der Seltenheit neuromuskulärer Erkrankungen und der Seltenheit einer malignen Hyperthermie sind Kausalzusammenhänge zwischen diesen Krankheitsbildern nicht gesichert und Risiken nicht zu beziffern [18]. Im Hinblick auf die in der Literatur beschriebenen Fälle müssen Patienten mit Duchenne-Muskeldystrophie jedoch als Risikopatienten einer malignen Hyperthermie eingestuft werden [20, 22].

4 Zusammenfassung

Alle Neuromyopathien stellen Varianten der chronischen Denervierung dar. Bei diesen Erkrankungen darf Succinylcholin wegen der Gefahr einer Hyperkaliämie nicht angewendet werden. Die Sensibilität gegenüber nichtdepolarisierenden Muskelrelaxanzien kann bei einer Schädigung des 2. Motoneurons gesteigert sein (z. B. bei amyotropher Lateralsklerose), während bei Erkrankungen des 1. Motoneurons (z. B. bei Apoplexie) eine Resistenz der betroffenen Körperhälfte gegenüber dem Muskelrelaxans beobachtet wurde.

Bei den Erkrankungen der neuromuskulären Synapse (Myasthenia gravis) ist die Empfindlichkeit gegenüber nichtdepolarisierenden Muskelrelaxanzien gesteigert. Cholinesterasehemmer haben häufig nur eine begrenzte antagonistische Wirkung. Die relative Überdosierung von Cholinestersehemmern kann bei Patienten mit Myasthenia gravis zur cholinergischen Krise führen.

Patienten mit primären Myopathien können gleichfalls eine Überempfindlichkeit gegenüber nichtdepolarisierenden Muskelrelaxanzien aufweisen. Die Anwendung acetylcholinartig wirkender Medikamente (depolarisierende Muskelrelaxanzien, Cholinesterasehemmer) ist wegen der Gefahr von Muskelspasmen bei myotonen Erkrankungen und einer Rhabdomyolyse bei dystrophischen Erkrankungen zu vermeiden.

Bei allen neuromuskulären Erkrankungen sollte die Dosierung der Muskelrelaxanzien unter Nervenstimulatorkontrolle erfolgen. Die Muskelrelaxanzien der Wahl sind möglichst kurzwirkende nichtdepolarisierende Substanzen, gegenwärtig Atracurium oder Vecuronium. Die Antagonisierung der verlängerten neuromuskulären Blockade bei Patienten mit gesteigerter Sensibilität gegenüber nichtdepolarisierenden Muskelrelaxanzien sollte unterbleiben und die Spontanerholung unter maschineller Beatmung abgewartet werden. Aufgrund der eingeschränkten muskulären Reserve können sich zusätzliche Risiken durch eine verminderte Lungenfunktion und durch die Einschränkung der physiologischen Bronchialtoilette ergeben. Bestimmte Muskelerkrankungen (Duchenne-Muskeldystrophie, Dystrophia myotonica) gehen typischerweise mit einer Beteiligung anderer Organsysteme (Herz, endokrine Störungen) einher. Die betroffenen Patienten bedürfen in der postoperativen Phase einer besonders sorgfältigen Überwachung und Pflege. Auf eine Vermeidung von Wärmeverlusten bzw. auf eine ausreichende Wiedererwärmung vor Extubation ist besonders zu achten, da eine Hypothermie zu erheblicher Verschlechterung der Muskelfunktion führen kann.

Literatur

1. Aldridge LM (1985) Anaesthetic problems in myotonic dystrophy. Br J Anesth 57:1119–1130
2. Baskett PJF, Armstrong R (1970) Anaesthetic problems in multiple sclerosis. Are certain agents contraindicated? Anaesthesia 25:397–401
3. Brett R, Schmidt JH, Gage JS, Schartel SA, Poppers PJ (1987) Measurement of acetylcholine receptor concentration in skeletal muscle from a patient with multiple sclerosis and resistance to atracurium. Anesthesiology 66:837–839
4. Brownell AK-W, Paasuke RT, Elash A, Fowlow SB, Seagrm CGF, Diewold RJ, Friesen C (1983) Malignant hyperthermia in Duchenne muscular dystropy. Anesthesiology 58:180–182
5. Buzello W, Krieg N, Schlickewei A (1982) Hazards of neostigmine in patients with neuromuscular disorders. Br J Anaesth 54:529–534
6. Buzello W, Noeldge G, Krieg N, Brobmann GF (1986) Vecuronium for muscle relaxation in patients with myasthenia gravis. Anesthesiology 64:507–509
7. Buzello W, Huttarsch H (1988) Muscle relaxation in patients with Duchenne's muscular dystrophy: Use of Vecuronium in two patients. Br J Anaesth 60:228–231
8. Buxton PH (1980) Pathology of muscle. Br J Anaesth 52:139–151
9. Carter JG, Sokoll M, Gergis SD (1981) Effect of spinal cord transection on neuromuscular function in the rat. Anesthesiology 55:542–546
10. Cowgill DB, Mostello LA, Shapior HM (1974) Encephalitis and a hyperkalemic response to succinylcholine. Anesthesiology 40:409–411
11. Eisenkraft JB, Book WJ, Mann SM, Papatestas AE, Hubbard M (1988) Resistance to succinylcholine in myasthenia gravis: a dose-response study. Anesthesiology 69:760–763
12. Graham DH (1980) Monitoring neuromuscular block may be unreliable in patients with upper-motor-neuron lesions. Anesthesiology 52:74–75
13. Gronert GA, Theye RA (1974) Effect of succinylcholine on skeletal muscle with immobilization atrophy. Anesthesiology 40:268–271
14. Lindstrom J, Shelton D, Fujii Y (1988) Myasthenia gravis. Adv Immunol 42:233–284
15. Mitchell M, Ali HH, Savarese JJ (1978) Myotonia and neuromuscular blocking agents. Anesthesiology 49:44–48
16. Morse HR, Weiss EA, Highsmith JP (1985) Endoscopy in a patient with myotonic dystrophy. Ear Nose Throat J 64:491–494
17. Paterson IS (1962) Generalized myotonia following suxamethonium. Br J Anaesth 34:340–342
18. Roewer N (1991) Maligne Hyperthermie heute. Anaesthesiol Intensivmed Notfallmed Schmerzther 36:431–449
19. Rosenbaum KJ, Neigh JL, Strobel GE (1971) Sensitivity to nondepolarizing muscle relaxants in amyotrophic lateral sclerosis: report of two cases. Anesthesiology 35:638–641
20. Rosenberg H, Heiman-Patterson T (1983) Duchenne's muscular dystrophy and malignant hyperthermia: another warning. Anesthesiology 59:362
21. Siemkowicz E (1976) Multiple sclerosis and surgery. Anaesthesia 31:1211–1216
22. Smith CL, Bush GH (1980) Anaesthesia and progressive muscular dystrophy. Br J Anaesth 57:1113–1118
23. Swash M, Schwartz MS (1988) Neuromuscular diseases, 2nd edn. Springer, Berlin Heidelberg New York Tokyo

24. Tobey RE, Jacobsen RM, Kahle CT, Clubb RJ, Dean MA (1972) The serum potassium response to muscle relaxants in neural injury. Anesthesiology 37:332–336
25. Wainwright AP, Brodrick PM (1987) Suxamethonium in myasthenia gravis. Anaesthesia 42:950–957
26. Wang JM, Stanley TH (1986) Duchenne muscular dystrophy and malignant hyperthermia – two case reports. Can Anaesth Soc J 33:492–497
27. Wislicki L (1962) Anaesthesia and postoperative complications in progressive muscular dystrophy. Anaesthesia 17:482–487

Sachverzeichnis

4-Aminopyridin   12, 13, 15, 18, 19
Accelographie   37, 43, 66
Acetylcholin   23, 70
– Aufnahme   16
– Esterasehemmer   11, 66, 87
– Freisetzung   7, 14, 18
– Mobilisation   14
– Rezeptor   21, 23, 24, 25
– – adulter   24, 26
– – embryonaler   25, 26, 27, 28
– – extrasynaptischer   25, 26, 27, 28
– – fetaler   58
– – Molekularbiologie   23
– – nikotinerger   23, 25
– – postsynaptischer   21
– – präsynaptischer   21
– – Synthese   16
– – Synthesehemmung   16
Agonisten   23
Alcuronium   4, 47, 49, 50, 52, 55
Alpha-bungarotoxin   11
Anästhetika, volatile   32, 33, 60
Antagonisierung   52, 66
Antagonisten   23, 25
Anticholinesterase   11, 13
Atemmechanik   59
Atracurium   23, 31, 34, 47, 49, 50, 51, 52, 55, 63, 72, 86

Basalmembran   22
Biotransformation   85, 89
– hepatisch   88
Blockade kompetitive   9
– nichtkompetitive   4
– präsynaptische   12, 14, 21
– postsynaptische   10, 21
Botulinum A   14

C-Toxiferin I   4
Carbachol   23
Chlorpromazin   23, 25

Cholestase   91
Cholinacetyltransferase   16
Clearance   31, 32
Crash-Intubation   62
Curare   2

Dekamethonium   4, 13
Depolarisationsblock   36, 38
Diadonium   15, 16, 19
Dosiswirkungskurven, Kinder   63, 65
Doxacurium   78
Duchenne-Muskeldystrophie   100
Dystrophia myotonica   98, 99

Eaton-Lambert-Syndrom   18
ED-95   32
Edrophonium   66
Elektromyographie   36, 37, 42, 66
Elektrophysiologie   24
Elimination
– Halbwertszeit   31, 32
– biliäre   31
– renale   31
Endplatte, motorische   2, 21, 24, 58
Exkretion
– biliäre   88, 89
– renale   85

Fade   39, 40, 58
Fazadinium   72
Flaxedil   3

GABA-Rezeptoren   23
Gallamin   3, 72
Glyzinrezeptoren   23

Head trop units   3
Hemicholinium   16
Hepatitis   91
Hexamethonium   19
Histaminfreisetzung   72

Hofmann-Elimination 31, 51, 64, 87
Hyperventilationsalkalose 54
Hypothermie 54

Impulsbreite 36
Impulsform 36
Interaktionen 60
Intocostrin 3
Intubation 33, 39, 47, 48
Intubationsbedingungen 40
Ionenblockade 13, 25
Ionenkanäle 24, 25

Kalebassencurare 2
Kinderanästhesie 57
Körpertemperatur 59
Kumulation 51

Laudanosin 52, 87, 90
Leptocurare 4

Mechanomyographie 36, 37, 42, 66
Mivacurium 72, 87
Motorische Endplatte 21
– Morphologie 21
– Elektrophysiologie 24
– embryonale Entwicklung 27
Multiple Sklerose 97
Muskeldystrophie 98, 99
Muskelrelaxanzien
– Antibiotika 14, 60
– depolarisierende 4, 9, 13, 38
– kompetitive 47
– Leberversagen 91
– Lokalanästhetika 23
– Nebenwirkungen 3, 48, 70
– Neugeborene 57
– nichtdepolarisierende 4, 9, 11, 12, 30
– Pharmakokinetik 30
– Proteinbindung 32
– Säure-Basenhaushalt 60
– Überhang 36
– Verteilungsvolumen 31
– Wasser- und Elektrolythaushalt 60
Myasthenia gravis 98
Myopathien 96, 98
Monitoring, neuromuskuläres 36, 66

Neostigmin 11, 15, 55, 66
Nervenstimulator 36, 66

Neugeborenenmuskulatur 5
Neuromyopathien 95
Neurorezeptor 23

Pachycurare 4
Pancuronium 4, 32, 47, 49, 50, 55, 59, 71, 72
Patch-clamp Technik 24, 26
Perfusorapplikation 50
Pfeilgift 1
Phencyclidin 23, 25
Pipecuronium 76, 77
Präcurarisierung 48
Priming-Prinzip 33, 34, 48

Rechteckimpuls 36
Recurarisierung 87
Rocuronium 88

Sectio Caesarea 54
Stimulation
– Double Burst 41, 42
– Posttetanic Count 40, 41
– Single-Twitch 38
– supramaximale 37, 42
– Tetanus 40
– Train-of-Four 37, 38, 41, 63
– – Ratio 39, 40, 44
– – Zahl 39, 40, 41
Subsynaptische Membran 24
Succinylcholin 3, 9, 23, 47, 48, 55, 60, 70, 85
Summenaktionspotential 42
Synaptischer Spalt 22

Tachyphylaxie 13
Therapeutische Breite 53
Topfcurare 2
Transmission, neuromusculäre 7
Tubencurare 2
d-Tubocurarin 2, 3, 9, 10, 23, 25, 30, 32, 33, 52, 61, 71, 72

Vecuronium 23, 25, 34, 47, 49, 50, 51, 55, 59, 61, 62, 71, 72, 86
Vesamicol 16

Zweikompartimentmodell 30